栄養こそが最高の医療である――

三島　渉

はじめに

私は呼吸器内科の専門医です。

クリニックを開業して16年ほどの間に、呼吸器疾患に悩む患者さんを5万人以上診察してきました。当院を受診する患者さんのほとんどが「咳をとめてほしい」「ぜんそくを楽にしてほしい」という願いを持って来院されます。

その願いに応えるのは専門医として当然のことです。咳をとめ、ぜんそくを楽にする。その上で、ただ病気を治すだけでなく、もっと本質的な「体にいいこと」を提供しよう。そう考えて、管理栄養士による栄養カウンセリングを提供するようになりました。

栄養カウンセリング。本書を手に取っていただいた皆さんにとって、初めて聞く言葉だと思います。いったいどんなことをするのか？　詳しくは本書でご説明しますが、

「栄養カウンセリングを受けるようになってから、なんだか体調がよくなりました」

咳だけでなく、「なんとなく不調だな」と感じていた困りごとがいつのまにか楽になった。血糖値や血圧の数値が改善された。そういう患者さんがたくさんいます。

なんとなく不調というのは、たとえばこんなことです。

▼疲れやすい
▼眠れない、寝つきが悪い
▼朝起きられない
▼イライラしやすい
▼食後の眠気やだるさ
▼動悸、息苦しさ

▼便秘や下痢を繰り返す
▼肌荒れ
▼慢性的な頭痛
▼食欲がわかない
▼肥満があって動く気がしない

どうしても病院に行こうと思うほどではない。あるいは病院で診察や検査を受けて「特に悪いところはないですよ」と医師から言われたが、症状は続いている。結局、自分の悩みは解決していない。本書は、このような「なんとなく不調」を抱えている方のために書いた本です。

呼吸器内科の専門クリニックがなぜ栄養カウンセリングを行なっているのか？

本書を読むとおわかりいただけますが、ぜんそくという病気や長引く咳という症状の裏側には、生活習慣における根本的な問題が潜んでいます。その問題は身体に生理的なダメージを引き起こし、細胞や臓器など体内システムが本来持っている機能を発揮できない状態に陥ります。それが進行すると、咳という症状や先ほど述べたさまざまな身体の不調が生じてきます。この状態は未病という言葉で表現されることがあります。そして、最終的にぜんそくという病気に至るのです。

ぜんそくは呼吸するときの空気の通り道である気道に炎症が起きる病気です。なぜ気道に炎症が起きるのか？　多くの炎症を悪化させる要因があるため、簡単に答えを特定することはできません。

表面化している症状を対症療法で治療するだけではなく、身体の内部にあるシステムの機能不全、そしてそれを引き起こした生理的ダメージにアプローチするために、私は栄養に着目しました。

私が栄養の重要性を知ったのは分子栄養医学と出会ってからのことです。

分子栄養医学とは、１９６０年代からアメリカやカナダの生化学者たちによって提唱された「オーソモレキュラー（分子整合）医学」のことです。

分子栄養医学を学ぶと、じつは人間の体内システムが本来持っている機能を完全に発揮するためには、食事から摂る栄養素の量では不充分だということがわかります。そして、食事だけでは充分まかなうことができない不足栄養素を、サプリメントなどの健康補助食品や点滴などを用いて補充することで、体調を改善させる。これを栄養療法といいます。日本には1980年代から紹介され、栄養療法に関心のある医師たちによって日本オーソモレキュラー医学会や各種研究会が生まれました。

分子栄養医学では、まず不調を引き起こした原因となる根本的な問題を探ります。そして、可能な限りその問題を除去します。その上で、充分量の栄養素を補充することによって細胞の機能を最大限に発揮させ、生理的ダメージと機能不全の回復を図ります。従来の栄養学とは、栄養素補充に対する考え方も目的もまったく異なります。

なかでも私をひきつけたのは、人間の細胞に本来そなわっている、不具合を自分の力で修復するメカニズムを使って病気を治療し、予防するという考え方です。免疫という機能がまさにそうですね。外部から侵入してきた異物をやっつけたり、異常を起こした細胞を壊して新しい細胞につくり直したりするシステムです。細胞がその機能を充分に発揮できていれば、多少の問題があっても自力で解決できるのです。

ところが、体によくないものを食べ続けたり、必要な栄養素を充分に摂取できていなかったりすると、細胞が本来持っている機能が低下し、小さな火種はそのまま蓄積されていきます。そのような小さな不調の長年の積み重ねの結果が、糖尿病、心筋梗塞、潰瘍性大腸炎、がん、私の専門分野ではぜんそくという病名がつけられているわけです。

現代医療では、急性疾患に対する治療は相当進歩しています。しかし、生活のなかで少しずつ不調が積み重なって、最終的にひどくなってしまった慢性疾患に対しては、残念ながらいまだ根本から治療することはできません。

私は呼吸器内科専門医として、つねに最新の治療法を取り入れて実践してきました。現代医療を否定するのではなく、現代医療が不得手とする領域に、栄養面からのアプローチが非常に効果的だと考え、栄養カウンセリングを始めました。

栄養カウンセリングを始めてからの私は、それまでよりも口うるさい医師になったかもしれません。ふつうの内科医であれば、検査で異常値が出ない限り、食生活については「まあいいでしょう」とすませてしまうことも、つい口を出すようになりました。「このくらい」の積み重ねが、やがて脂肪肝や糖尿病、そして最終的にはもっと大きな命に関わるような病気にいたる可能性があると思うからです。

本書は次のような構成になっています。

第1章では、私のクリニックでどのように栄養カウンセリングを行なっているかを簡単にご紹介し、現代の私たちが食べているものの問題点を示します。

第2章では、私が呼吸器内科医となって栄養カウンセリングを導入するまでの経緯を振り返ります。

第3章では、私たちが生きるために欠かせない栄養とは何か？　細胞がどのようにエネルギーを生み出すか？　基本的なしくみを説明します。

第4章では、細胞の機能が低下して不調が起きるメカニズムについて説明し、それらを改善するための栄養の基本方針を示します。

第5章では、栄養カウンセリングの具体的な事例をご紹介し、食生活について実践的なアドバイスを行ないます。

第6章はエピローグとして、医学教育における栄養の重要性、管理栄養士の価値向上など、今後の展望として考えていることを書きました。

本書のコアとなるのは主に第3章から第5章ですので、そこから読んでいただいてもよいと思います。

分子栄養医学などというとむずかしく聞こえますが、大切なのは毎日の食事改善です。細胞に悪いものを避け、細胞にいいものを食べる、やる気さえあればどなたでも実践できるシンプルな健康マネジメントです。

本書が、あなたの栄養を最適化するきっかけになれば幸いです。

目次

はじめに——002

第1章 細胞が本来持っている力を取り戻すために——019

うちは「かかりつけの栄養士」がいるクリニックです——020
生活背景や性格を把握して小さな目標を立てる——024
健康チェックシート——026
○○○は健康にいい？　残念な健康習慣の落とし穴——028
私たちはどんなものを食べているか？——032
私はどんなものを食べているか？——036

第2章

呼吸器内科医、「栄養」と出会う——039

医療ってすばらしい仕事だな——040

呼吸器内科を選んだ理由——044

大学院で分子細胞生物学の研究に打ち込む——048

もっと早く診ていれば……開業医の道を選ぶ——051

重症者は減ったものの完治はしないぜんそく 052

喫煙者なら誰もが発症リスクのあるCOPD 055

なぜ薬が効きにくい患者さんがいるのだろうか？——058

分子栄養医学の「仮説」に可能性を見出す——061

栄養カウンセリングと心理学を組み合わせる——065

ぜんそく患者の多くが食生活に問題を抱えている 065

何を食べるか？　何を食べないか？　という選択 066

第3章 栄養とは何か？　分子レベルで考える――069

栄養とは何か？　細胞とは何か？――070

健康を分子レベルでとらえた先人たち――074

現代の栄養クライシスに警鐘を鳴らしたホッファー　074

ビタミンCの研究に力を注いだポーリング　077

ストレスと代謝の関係に着目したキャノン、セリエ　078

細胞には本来、病気を防ぐ力がそなわっている――081

分子栄養医学は従来の栄養学と何が違うのか？――084

食料不足の時代を引きずっている栄養学　084

糖質過剰が問題になっている現代　086

生存のためのエネルギーはどうつくられるか？――089

細胞はたえまなく「ATP」をつくり続けている　089

栄養素と酸素からエネルギーを生み出す　090

糖質に依存しないエネルギーはどうつくられるか?――095
飢餓にそなえてエネルギー源を蓄えるしくみ 095
脂質を燃やしてエネルギーを生み出せる体が理想 097
細胞の主成分はタンパク質と脂質――099
酵素とホルモン、ビタミンとミネラルの重要性――102

第4章 不調の背後で何が起こっているのか?

不調の背後で何が起こっているのか?――107
細胞機能の低下が起きるプロセス――108
細胞をじわじわと傷つける慢性炎症――112
急性炎症は正常な免疫反応 112
慢性炎症は正常な細胞を傷つける 113
慢性炎症、インスリン抵抗性、活性酸素、代謝回転の不具合との相関関係 115

腸内環境の悪化は全身の免疫機能を低下させる――118
栄養素を吸収する臓器、腸の大切な働き　118
腸内環境が悪化すると炎症物質を取り込んでしまう　121
毎日健康な便を出せていますか？　122
低血糖や不眠を引き起こす慢性ストレス――124
ストレスに対抗するホルモン、コルチゾール　124
慢性化したストレスが副腎を疲労させる　126
血糖値が維持できず、エネルギー不足や不眠に　127
血糖値が維持できなくなるとどうなるか？――129
糖質の摂りすぎが血糖値の乱高下を引き起こす　129
糖尿病は血糖値スパイクの最終結果　131
初期の血糖値スパイクは健診では見つけられない　133
食生活を変えるのは何のためか？――135
栄養を改善するための基本方針――137
糖質を控える　139／おかずが主食と考える　141／良質な脂質を摂る　142
コレステロールの多い食べ物は大きな問題ではない　143
食物繊維をしっかり摂る　144

細胞を劣化させるものを食べないという選択――146
栄養の質を低下させる超加工食品　146
清涼飲料水、乳酸菌飲料は糖のかたまり　148
精製された糖質に注意する　149
腸に負担をかけるグルテンとカゼイン　150
食品添加物がミネラル欠乏を起こす　151
内臓に大きな負担を強いるカフェイン、アルコール　152
摂ってはいけない脂質、トランス脂肪酸　154

第5章　細胞の機能を最適化する栄養カウンセリング――157

【栄養カウンセリング――①】疲れやすさ、冷え性に悩む　30代女性Bさん――158
朝はパン、昼はパスタ、グルテン過多の食生活　158
腸内環境の改善を最優先に小麦系の食品を減らす　159
女性の倦怠感、めまい、冷え性　多くは鉄欠乏が原因　161

【栄養カウンセリング―②】糖質過剰で脂肪肝　40代男性Cさん――164
「食べるのが好きだから、今の食生活を変える気はない」　164
みずからやる気スイッチを入れて糖質制限を開始　165
【栄養カウンセリング―③】栄養不足で低エネルギー　70代男性Dさん――168
脂質もタンパク質も不足して筋肉が減少　168
良質な脂質MCTオイルでエネルギーを確保　169
【栄養カウンセリング―④】精神的ストレスから不眠に　50代男性Eさん――171
強いストレスによってビタミンB群が不足　171
コントロールできないことにとらわれるのをやめてみる　173
細胞最適化のための実践アドバイス――175
ご飯の量、どれだけ減らせばいいんでしょう？　175
パンを食べるときに気をつけることは？　176
良質なタンパク質ってどんなもの？　178
体にいい脂質「オメガ3系の脂肪酸」って？　179
体にいい脂質「中鎖脂肪酸」って？　182
効率よくビタミンが摂れる食べ方は？　183
特に不足しがちなミネラルって？　184

腸内環境を整えるには何を摂ればいい？　186
1日何食がいいですか？　188／補食ってなんですか？　189
ビタミンいっぱいのフルーツなら食べてもいいですか？　190
砂糖が入っていなければ甘いものを摂ってもいい？　191
何を飲めばいいのでしょう？　192／油や調味料の選び方を教えてほしい　193
お弁当や惣菜を買うときに気をつけることは？　194
タイプ別・3日間の食事メニュー例――196

第6章

自分の健康のマネージャーになろう――199

これからの医学教育に必要なのは栄養リテラシー――200
「病は気から」の真実――204
管理栄養士は医師以上の価値を生み出せる――207
今日選んだ食べ物があなたを変える――210

第1章

細胞が本来持っている力を取り戻すために

うちは「かかりつけの栄養士」がいるクリニックです

「こんにちはSさん、今日は栄養カウンセリングですね」

「はい、お願いします」

来院した患者さんを担当の管理栄養士が笑顔で迎え、専用ブースにご案内します。マンツーマンで約20分のカウンセリングの始まりです。

「いかがですか？　小麦の量はコントロールできていますか？」

「ええ、最近は麺類を週2回までにしてるんです」

「すごいじゃないですか！　3カ月前は毎日召し上がっていたのに」

「はい、自分でも信じられないです」

管理栄養士の反応に、患者さんも思わず照れ笑いしながら食事記録を見せます。

「いいですね。この調子でおかずをしっかり摂って、糖質とグルテンをもう少し減らしていきましょうか？」

「はい！　ただ、このごろ献立がワンパターンになってしまって……」

「それだと飽きてしまいますよね。同じものばかり食べ続けるのは体にもよくないので、Sさんに合ったお食事をいくつかご紹介しますね」

Sさんが書いてくれた食事記録を一緒に確認しながら、「この日のお食事には、この食材を追加するだけでいつもと違った献立になりますよ」「それはぜひ試してみたい！」と、しばらく料理談義が続きます。

「以前は疲れやすさや、だるさを感じたりすることもあったようですが、最近はいかがですか？」

「ええ、前より体が動くようになり、栄養の効果を感じています！」

「よかった。ビタミンB群の補充も続けていきましょう」

このようなやりとりが私のクリニックの日常風景です。

私が院長を務める「横浜弘明寺呼吸器内科・内科クリニック」は名前のとおり呼吸器

疾患専門クリニックです。ぜんそく、咳などの症状を抱えた患者さんがたくさん通院されています。当院には11名の管理栄養士が勤務しており、ぜんそく患者さんの多くが栄養カウンセリングを受けています。糖尿病専門クリニックならばともかく、私のような呼吸器内科専門医のクリニックでこれだけ栄養カウンセリングに力を入れているところは、日本中どころか世界中探しても他にありません。

なぜ私が栄養カウンセリングを重視するのか？

それは、呼吸器疾患の患者さんは栄養に問題を抱えているからです（呼吸器系に限らず、生活習慣病をはじめとする慢性疾患の方すべてに言えることなのですが）。

私にとって、ぜんそくで来院した患者さんがふだんどんな食事を摂っているかはとても重要な情報です。そのため、「お薬での治療と一緒に栄養カウンセリングを受けてくださいね」とおすすめします。しかし、最初はきょとんとされる患者さんもいらっしゃいます。咳がとまらない苦しさをなんとかしたいから呼吸器内科クリニックに来たのに、どうして栄養カウンセリング？　と思われるのでしょう。

「お薬はつらい症状を抑えるためのものです。ですが食生活に問題があると体内の細胞が正常に機能せず、お薬が治療効果を発揮しにくくなってしまうのです」

「そうなんですか？」

「それに、咳以外にも気になる不調がありませんか？」

「そういえば……」

患者さんは咳やぜんそくという目の前の病気で頭がいっぱいになっています。しかし、それだけでなく睡眠不足や慢性疲労などさまざまな不調を抱えていることが多いのです。肥満など明らかに見た目でわかる不健康があることもあります。咳やぜんそくは、こうしたさまざまな慢性的な不調のなかで、たまたま表面に深刻に表れているごく一部の症状や病気にすぎません。

根本にあるのは、栄養素の過不足や栄養素の働きを阻害する物質の摂取などによって、細胞が本来持っているさまざまな機能を充分に発揮できていないという問題です。ある程度は薬で症状を抑えることはできますが、根本の問題を抱えたままなのでまた身体の別のところに不調が出てきます。それは医師の力だけではとめることができません。終わりのない負の循環をとめ、患者さん自身の意志と努力でご自身の体を正常に戻していく。そのサポートが当院の栄養カウンセリングです。

生活背景や性格を把握して小さな目標を立てる

当院で初めて栄養カウンセリングを受ける方にはまず問診票を記入してもらいます。毎日の食事をはじめとする生活習慣、健康チェックシートなど、当院の管理栄養士が見れば、どんな栄養素が不足しているか判断できます。

初回は問診表を見ながら、患者さんが抱える不調やお悩み、具体的な食生活、ライフスタイルを詳しくお聞きしていきます。性別、年齢、お仕事や家庭での過ごし方、趣味……。同じ病気であっても患者さんの数だけさまざまな生活背景があります。一対一でお話ししていると、話し方や考え方などその方の性格もいろいろわかってきます。医師の私は診察中にそこまでゆっくり患者さんのお話を聞くことはできませんが、管理栄養士はカウンセリングを通して患者さん一人一人とじっくり向き合うことができます。

そして、今の食生活の問題点を洗い出し、どう変えていくべきか？　食生活を変えると患者さんの体がどう変わっていくのかを説明します。

現代人の健康を悪化させている大きな原因のひとつが糖質の摂り過ぎです。しかし、ずっと続けてきた食生活をいきなり変えてくださいと言っても無理な話です。そこで最初は小さな目標を設定します。ご飯のおかわりが習慣化している方なら「2日に1回は1膳だけにしてみましょうか？」「外食のどんぶり物をやめてみましょう」、甘いものが好きな方には「低糖質のロカボのお菓子にしてみませんか？」といった具合です。適切な栄養素を効果的に摂るためのレシピの提案や、明らかに特定の栄養素の不足によって不調が起きている場合には医療用サプリメントをおすすめします。改善の方針と目標を決めて初回は終了。ご自宅で毎日の食事記録をつけていただき、患者さん自身の体調の変化、体重の変化、血液検査の数値などを見ながら、月1回のカウンセリングを継続していきます。

次のページに、当院で問診票として使用している健康チェックシートをアレンジしたものを載せました。ぜひご自身の健康をチェックしてみてください。

C

口内炎が度々できる	□
寝つきが悪い	□
目覚めが悪い	□
夢を度々見る	□
夜中に起きることが度々ある	□
昼食後眠くなることが度々ある	□
夕方に眠気やだるさを感じることが度々ある	□
くよくよしたり、不安になることが度々ある	□
気分が沈みがちになることが度々ある	□
イライラ、怒りっぽくなることが度々ある	□
ストレスが多い	□
対人関係がうまくいかないことが多い	□
やる気が起きない	□
疲れやすい	□
アルコールを週3～5回以上飲む	□
毎月のように風邪をひく	□
肩こりがある	□

Cに多く該当する場合は

ビタミンB不足

✦

睡眠の質をよくするには、メラトニンというホルモンが体内から分泌されることが重要です。メラトニンを構成する栄養素は、トリプトファン（必須アミノ酸のひとつ）、鉄、ビタミンＢのため、ビタミンＢ不足の方は睡眠の質が悪くなりやすいのです。また、気持ちを平穏に保つノルアドレナリンというホルモンも、フェニルアラニン（必須アミノ酸のひとつ）、鉄、ビタミンＢで構成されていますので、ビタミンＢが不足するとメンタルの不調も起きやすくなります。

D

肌が乾燥しやすい	□
足がつりやすい	□
洗髪時に抜け毛が多いと感じる	□
骨密度が低い／骨粗鬆症	□

Dに多く該当する場合は

ミネラル不足

✦

肌の乾燥、抜け毛、骨密度の低下はミネラル不足が関係しています。頻繁に足がつるのは、血液中のミネラルバランスが崩れて筋肉の伸縮がうまく働いていない可能性があります。インスタント食品やコンビニ弁当などの加工食品にはミネラルの吸収を阻害するリン酸塩が添加されているため、これらをよく召し上がる方はミネラル不足になりがちです。

健康チェックシート

栄養カウンセリングの初回時に記入してもらうチェックシートです。
下記のチェック項目に多く該当する場合、栄養素不足や食生活の問題が考えられます。
＊「度々ある」の目安：1週間に2回以上

A

立ちくらみ、めまいが度々ある	□
頭痛、頭が重いことが度々ある	□
朝、起きられないことが度々ある	□
歯肉の出血が度々ある	□
手足の冷えが度々ある	□
生理がある（女性の場合）	□
不整脈or動悸or息切れが度々ある	□
胸が痛むことが度々ある	□
ピロリ菌がいる	□
アザができやすい／治りにくい	□
爪が割れる、はがれることが度々ある	□
錠剤を飲むのが苦手	□

Aに多く該当する場合は

鉄不足

✦

生理がある年代の女性は基本的に鉄不足です。また、ピロリ菌がある方もピロリ菌に鉄を吸収されやすいため、鉄不足に陥りがちです。男性で鉄が不足している方は、消化管出血、ランニングなどのしすぎによる溶血性貧血の疑いがあります。

B

肉や魚を食べるとお腹が張ることが度々ある	□
胃もたれ、胸やけが度々ある	□
コロコロ／固めの便がよく出る	□
ゆるめの便がよく出る	□
バナナ状の便はあまり出ない	□
花粉症がある	□
アレルギーを持っている	□
アトピー性皮膚炎がある	□
皮膚にかゆみ、じんましんが度々出る	□
お腹にガスが溜まりやすい、においが気になる	□

Bに多く該当する場合は

腸内環境悪化

✦

腸内細菌のバランスは「善玉菌：悪玉菌：日和見菌＝2：1：7」が理想的とされていますが、お腹が張りやすい、毎日健康なお通じがない場合は、悪玉菌が増えて腸の免疫力が落ちている状態です。免疫力の低下は花粉症をはじめとしてアレルギー症状を引き起こします。小麦、乳製品、アルコール、カフェイン、加工食品の摂取、ストレス等によって腸内環境は悪化してしまいます。

〇〇〇は健康にいい？
残念な健康習慣の落とし穴

私のクリニックで行なう栄養カウンセリングの原則は次のとおりです。

▼糖質をなるべく控える
▼良質なタンパク質と脂質中心の献立にする
▼ビタミン、ミネラルを充分に補う
▼腸内環境を整える
▼細胞の機能を阻害するもの、栄養素の吸収をさまたげるものを極力摂らない

詳しいことは本書の第3章・第4章で説明しますが、生命活動に必要なカロリーはできるだけタンパク質と脂質から摂取します。糖質はそれで足りない分だけを補う最低限の摂取におさえると、血糖値が安定します。タンパク質と脂質からエネルギー産生を行なえる体をつくり、「細胞機能を最適化」していくことをめざします。

栄養カウンセリングを受ける患者さんは、多かれ少なかれ体によくないものを摂取したり、極端な食べ方をしています。つまり、スタートの段階でマイナスの地点にいます。まずマイナスからゼロの位置に戻す必要があります。体によくないものから遠ざかる。それだけで体調が改善に向かうことも珍しくありません。

体によくないものといっても明らかなジャンクフードだけとは限りません。マスメディアやインターネットには「〇〇は健康にいい」という類の情報があふれています。健康食品も簡単に手に入ります。しかし、体によかれとおもって摂っていた食品がかえって問題を引き起こすこともあるのです。

例として、30代男性Aさんのカウンセリングをご紹介しましょう。

Aさんは新型コロナウイルスに感染してから咳が出るようになり当院を受診されました。もともと軽いぜんそくをお持ちの方です。それまでほとんど無症状だったぜんそくの方が、コロナウイルス感染をきっかけに症状が出てくることはよくあります。

Aさんの場合、どうしても夜中の咳が改善されないのが悩みでした。当院ではぜんそくの治療の一環として、お薬での治療に加えて栄養カウンセリングを行なっています。

お仕事で忙しかったAさんは初診から2カ月後に栄養カウンセリングを始めました。

Aさんはもともと健康意識が高く、自分で調べた健康情報をもとに栄養補助食品として朝・晩にプロテインパウダーを摂り、市販の乳酸菌飲料を飲んでいたそうです。しかし、ぜんそくの方は必ず腸内環境に問題があります。もちろん、Aさんもそうでした。

「Aさん、この乳酸菌飲料やめてみませんか?」

「えっ、どうしてですか? 乳酸菌が生きたまま腸へ届くといわれているのに」

「人間の腸内にはもともとすんでいる腸内細菌がいます。生きた乳酸菌を摂っても、外から入ってきた乳酸菌はもともとすんでいる腸内細菌にとっては自分の仲間ではありません。だから、体外に排除されてしまって腸内に定着することはできないんですよ」

「そうなんですか?」

「それにこの乳酸菌飲料の原材料には砂糖やブドウ糖果糖液糖などの甘味料が入っています。乳酸菌を摂っているつもりで糖をたっぷり摂っていることになります」

ていねいに説明して乳酸菌飲料を飲むのはやめていただき、代わりに私が開発した乳酸菌生産物質を配合したサプリメントを摂ってもらうようにしました。

乳酸菌が善玉菌と呼ばれているのは、乳酸菌が発酵するときに生み出す代謝物質に人間の健康にとって役立つ成分が数多く含まれているからです。乳酸菌生産物質は、この乳酸菌が生み出す代謝物質を、人間の身体の外で乳酸菌を発酵させてつくったものです。生きた乳酸菌配合とうたわれている商品を摂っても、先ほどお伝えしたようにその中に含まれている乳酸菌は排除されてしまうため、腸内に定着して増えていくことはありません。したがって、乳酸菌がつくり出す有効成分が産生されることもありません。乳酸菌が生み出す有効成分を効率的に体内に取り入れる方法は、乳酸菌生産物質を直接摂取すること以外にはないのです。

タンパク質補給のためのプロテインも品質に注意する必要があります。プロテイン自体はけっして飲みやすいものではありません。そのため、ほとんどの場合、飲みやすくするためにストロベリー味、バニラ味など甘味料をたっぷり入れた製品となっています。Aさんには、1日2回飲んでいたプロテインを1回だけにしていただき、様子を見ることにしました。

その後、Aさんの咳はだいぶおさまってきました。体調がよくなってからも「ここに来ると健康へのモチベーションが上がるんです」とおっしゃって、栄養カウンセリングを続けていただいています。

私たちはどんなものを食べているか？

私の健康観の土台になっているのは、分子栄養医学という栄養療法です。正式には「オーソモレキュラー（分子整合）医学」といいます。「オーソモレキュラー」という造語は、創始者の一人であるライナス・ポーリング博士がつくったものです。

分子栄養医学では、栄養素の働きを分子レベルでとらえ、充分量の栄養素を摂取することで細胞が本来持っている機能を回復させるアプローチをとります。精神医療の領域で臨床研究が始まり、近年、生化学や分子細胞学の理論や知見を取り入れて急速に発展してきました。詳しくは第3章で述べます。

ポーリングと並んで創始者の一人であるエイブラム・ホッファー博士は、著書『オーソモレキュラー医学入門』（エイブラム・ホッファー、アンドリュー・W・ソウル著　中

村篤史訳　論創社）のなかで、私たちのような現代の先進国の人々が食べている食事の特徴を6つに分けて描写しています。要約してご紹介しましょう。

現代人が食べているもの

①人工物――加工・精製され、本来の栄養素が含まれず、添加物が入っている
②死んでいる――長期保存のためにさまざまな処理がなされる
③毒のある――味・色合い・安定性のために添加物や化学物質が使われている
④単調――わずか数種類の原材料で大量かつ多品種の加工食品がつくられる
⑤外国産――熱帯から寒冷地へなど、気候風土の異なる地域間で食物が輸送される
⑥過剰――いくらでも手に入り、肥満になるほど食べる

私たちがスーパーマーケットやコンビニで目にする食べ物の多くが、これらに当てはまります。加工技術、生産技術、保存技術、流通の発達によって、誰もが手軽に多様な種類の食べ物を手に入れられるようになった結果です。

これらと対照的なのが、大昔の人々が口にしていたものです。ホッファーは「我々の先祖が口にしていたものは、現代の我々が食べる科学技術がてんこ盛りの食事よりも、栄養学的にはるかに質が高かった」（『オーソモレキュラー医学入門』20頁）と言い、次のように特徴をまとめています。

先祖が食べていたもの

①丸ごと全部――含まれている栄養素を丸ごと食べていた

②生きている――酸化・劣化していない新鮮なものを食べていた

③毒のない――毒性の低いものを味や経験で判断して食べていた

④多種多様――採集生活によって多様な食物を食べていた

⑤地産――土地の気候風土に適合したものを食べていた

⑥つましい――食物に余剰はなく、わずかな量を食べていた

大昔の人々は、なんとか手に入る食べ物だけで生存していくのに精いっぱいでした。だからこそ、こうした食べ物や食べ方によって効率的に質の高い栄養素を摂り、ときには空腹に耐え、きびしい環境に適応してきました。

大昔の食生活に戻すというのは無理な話ですが、現代人が食べているものの6つの問題点はよい判断基準になります。6つの問題点に当てはまる食べ物や食べ方（ジャンクフード、添加物の多い加工食品、精製された糖質、食べ過ぎなど）を避けること。この実践が分子栄養医学の知見を実生活に取り入れる第一歩です。

たとえば小麦粉には、消化しにくく食物アレルギーの要因になるグルテンが多く含まれます。そのため、小麦粉を主原料としたパンや麺類は、分子栄養医学の考え方をもとに判断すると、なるべく避けたい食材のひとつです。ずっと昔から人間が食べてきたものなのに？　と不思議に思われる方もいると思いますが、現代の小麦粉製品は昔とはかなり変わっているのです。

小麦は約1万年前から栽培されてきた人類最古の農作物といわれています。やがて古代エジプトで石臼が発明され、製粉した小麦粉が誕生しました。そして世界中で小麦粉を主食とする食文化が広がっていきました。時代が下がるにつれて、小麦粉は精製されてより食べやすく保存しやすくなりましたが、そのぶん栄養素は減っていきました。

グルテンは、小麦粉に水を加えてこねたときに生まれる粘り気や弾力のもとになる成分です。食べたときによりおいしいと感じられるように品種改良が進み、グルテン含有量の多い小麦が開発されました。現在のような白くてフワフワのパンやもちもちした麺類が大量消費されるようになったのはごく最近のことなので、私たちの体はまだグルテンに適応できていないのです。

私はどんなものを食べているか？

6つの問題に当てはまる食べ物や食べ方を避けること。例として、グルテンを多く含むパンや麺類をなるべく避けることを書きましたが、じつは以前の私もそういうものをよく摂っていました。お昼はラーメンやどんぶり物ですませ、夜は毎日のようにお酒を楽しんでいた時期もありました。また、趣味のテニスをするときにはスポーツドリンクをがぶ飲み。完全に糖質過剰に陥っていました。

当時の私は、栄養学について関心も知識もありませんでした。

しかし、現在はタンパク質中心の食事に切り替えました。仕事柄、どうしても外食が中心になりますが、糖質のかたまりのようなラーメンやパスタ、どんぶり物は食べなくなりました。小鉢のついた定食にしたり、お弁当であればおかずを1品足す。定食、お弁当や会食のときのコース料理でも、ご飯は全部食べずに残す。お酒も場の雰囲気を壊さないお付き合い程度にとどめ、自分ひとりで積極的に飲まない。

禁欲的に我慢しているわけではなく、おかず中心の食事を続けているうちに、糖質を必要以上に食べたいという欲求を感じなくなったのです(ご飯中心の食事に比べて少々食費がかさんでしまうのが難点といえば難点ですが……)。

よく「何を食べればいいんでしょうか?」と聞かれますが、一口にこれですとお答えはできません。よくある健康情報のように「〇〇は健康にいい」というような万能のフードはないのです。どんなに栄養価の高い食べ物も、そればかり食べ続けているとバランスが崩れ、アレルギーのもとになります。どちらかというと、「何を食べないか?」に気をつけることが大事です。

「何を食べないか?」という原則を守りながら、私は肉も魚も野菜も自分が好きなものを食べています。ただし同じ料理が続かないように工夫し、外食のときはなるべく一から手づくりでつくった料理を出してくれるお店を選んで食べるようにしています。

私がこのような食生活に切り替えたのは、分子栄養医学の考え方を知ったことがきっかけです。食生活だけでなく、病気とは何か?　健康とは何か?　という医療者としての世界観も分子栄養医学によって大きく変わりました。

次章では、私が呼吸器内科医になり、分子栄養医学と出会って患者さんの治療に導入しようと決めるまでを振り返ります。

第2章

呼吸器内科医、「栄養」と出会う

医療ってすばらしい仕事だな

物心ついたとき、医師や病院は私にとって身近な存在でした。乳児期から幼少期まで口蓋裂の治療を受けてきたからです。

口唇口蓋裂は唇や口蓋が割れた状態で生まれてくる先天性異常です。日本における発生の頻度は500人に1人程度とそれほど珍しい障害ではありません。治療法も確立されており、適切な手術を行なえば問題なく生活を送ることができます。とはいえ、幼いころの治療はつらいものでした。

いまでも残っているのは3歳か4歳ごろの「痛み」の記憶です。

特に手術後に麻酔がきれたあとは痛くて痛くて。もちろん術後は食べることもできません。やっと食べられるようになっても最初は重湯《おもゆ》のような液状のものしか口にできないのです。おいしくもないし、そもそも痛くて食べられないし、本当につらい毎日でした。「このままずっと痛いままなのかな？」と不安でたまりませんでした。

両親もつらかっただろうと思います。何度も入退院を繰り返すわが子に付き添いながら、「この子は無事成長できるのだろうか？」という思いがよぎったそうです。それでも私には「大きくなったら元気になれるからね」と励まし続けてくれました。

治療に関わった医療者の方々にもたくさんの言葉をかけてもらいました。特に何度も手術を担当してくれた形成外科の先生の優しさが心に残っています。

「手術はこれで最後だからがんばろうね。きっとよくなるからね」

この先生の言葉を信じよう、と思えました。医師は同じような患者さんをたくさん診ていますから、どの患者にもきっと同じように励ますのでしょうが、患者の立場になってみると医療者からかけられる一言一言をすがるような思いで受けとめるのです。

小学校に上がる前には口蓋裂の手術治療は完了しましたが、その後も歯科矯正の治療を高校生ぐらいまで続ける必要がありました。当時は地元に歯科矯正を受けられる歯科医院がなく、静岡から東京まで毎月新幹線で通うことになったのです。矯正治療が終わるまでは、やはり痛みとの戦いが続きました。

人生の一番最初に経験した痛み、不安、食べられないつらさ。いつもそばに寄り添い続けてくれた両親。そして優しく励ましてくれた医療者の方々の言葉。医療への感謝の思い。これらが、私の中でひとつの原点になりました。

「医療ってすばらしい仕事だな」

ごく自然に、自分も人を助ける医師になりたいと思う気持ちがめばえました。両親も気持ちは同じでした。私が医学の道に進むことを強く応援してくれました。

もうひとつ、健康や病気に関することで子供心に考えたことがありました。

小学生のころ、父方の叔父さんたちがたて続けに病気で急逝してしまったのです。まだ60代の若さでした。大動脈瘤破裂や心筋梗塞などの心血管系の病気でした。叔父さんたちはふだんからお酒をたくさん飲み、当時は珍しくない喫煙者でした。今から考えれば、非常に健康リスクの高い生活習慣を持っていたのです。

一方、とても健康に気を使っていたのが母方の祖父でした。お酒はおつきあい程度でタバコも吸わず、80歳過ぎまで足腰も元気で冬になるとスキーを楽しんでいました。私も小学生の頃は毎年スキーに連れていってもらいました。

60代そこそこで体を壊してしまう人もいれば、80歳を過ぎても元気に活動を続ける人もいる。この差はいったいなぜ生まれるのだろう？　もちろん遺伝的な要因も関係してくるだろうけど、生活習慣の違いも大きいんだなと考えるようになりました。

そんなこともあって、医師になるのなら内科だと早くから決めていました。病気の根本には何があるのか？　その理《ことわり》を知りたいと思ったのです。

呼吸器内科を選んだ理由

横浜市立大学医学部を卒業した1997年、私は同大の附属病院で研修医としてスタートを切りました。研修医時代に呼吸器内科だけでなく、循環器、消化器、糖尿病などほぼすべての分野の内科を回りました。全身のことを学びたかったからです。

現在は、プライマリー・ケアのために幅広く診察能力を身につけることを目的とした医師臨床研修制度があります。しかし、この制度が開始される前は、卒業前に専門分野を決めて、自分が進む専門診療科の研修しか受けないことが当たり前でした。現代の医療は臓器別に細分化されています。大学病院など大きな総合病院では、診療科間の交流はほとんどなく、同じ内科であってもお互いの専門領域に立ち入ることはありません。

しかし、人間の体は独立した部品の集合体ではありません。脳も心臓も肺も肝臓も腸もそれぞれが血液や神経を通してつながり、相互に影響を与えています。心臓に負担がかかれば肺にも不調が起こり、その逆も起こります。それぞれの専門領域の知識が必要なのに、自分の専門領域のことしか知ろうとしない態度は患者さんのためになりません。私は内科全般についてひととおり学び、その上で呼吸器内科を志しました。

呼吸器内科を選んだ理由は、3つあります。

まず1つめは、消化器や循環器とくらべて呼吸器内科専門医の数が少ないからです。2020年度の時点で、消化器内科専門医は2万2151人、循環器内科専門医は1万5315人に対して、呼吸器内科専門医は6875人にとどまっています(一般社団法人日本専門医機構「令和2年度版日本専門医制度概報」)。

咳はごくありふれた症状ですが、呼吸器系の不調の最初のサインです。初期症状の段階で専門医が診ていれば、より適切な処置が可能です。症状が進めば呼吸がしづらくなり命に関わる領域なのに、それを専門に診られる医師は相対的に少ないのが現状です。少しでも貢献度の高い分野でやっていきたいという思いがありました。

2つめは、呼吸器疾患の診断のむずかしさです。関わってくる病気の種類が他の分野と比較してとても多いのです。たとえば循環器疾患は、狭心症や心筋梗塞などの冠動脈疾患、心房細動などの不整脈に大別され、ほとんどの循環器内科専門医はこのどちらかの専門家です。しかし呼吸器疾患は、咳ひとつとってもパッと思いつくだけでも、ぜんそく、COPD、新型コロナウイルスや肺結核のような感染症、肺がんなど悪性腫瘍、間質性肺疾患など多様な病気が挙げられます。ただのありふれた咳の裏に重大な病気が潜んでいる可能性もあるわけです。

こうした数多くの呼吸器疾患を診断するためには、たんに専門的な呼吸器検査をするだけではなく、さまざまな可能性を考えながら問診を行なう総合的な診断能力と経験値が求められます。だからこそやりがいを感じられました。

3つめの理由は、呼吸器疾患の多くが完治しにくい病気だからです。ぜんそくにしてもCOPDにしても、手術して完治するものではなく、症状をやわらげたり進行を抑えたりする治療を続けて、一生付き合っていく病気です。「切りました、治りました、お大事に」というわけにはいかない。でも、だからこそ一人一人の患者さんに息長く寄り添っていくことが大切な医療なのです。

私自身、幼いころにお医者さんの優しい言葉が心の支えになりました。

「きっと治りますよ」と言えないのは医師としてつらいけれど、

「病気がわかってよかったですね。適切な治療計画を立てて、健康な人と変わらない生活がおくれるように一緒にがんばりましょう」

と、患者さんに正しい知識と重症化しないですむ方法を提供し、勇気づけることができる。それが呼吸器内科専門医の仕事です。

大学院で分子細胞生物学の研究に打ち込む

研修医を終え、いざ臨床の現場に出てみると厳しい現実をまのあたりにしました。ぜんそくによる死亡数は1995年の7253人をピークにしだいに減少してはいましたが（厚生労働省 人口動態調査）、私が勤務医になった1990年代末は、救急外来には、毎晩のようにぜんそく発作の方が受診していました。

勤務医になったばかりのころに出会ったある患者さんも救急外来の常連でした。まだ働き盛りの喫煙者で、診察した医師が「禁煙してきちんと日中の外来に定期的に通院するようにしないと、そのうち大変なことになりますよ」と毎回警告しても、禁煙も通院もしませんでした。そして、しばらくするとまた発作を起こして救急外来を受診。そんな繰り返しをした末のある日、とうとう集中治療室に運ばれました。人工呼吸器をつけることになったその人は、もう退院することはかないませんでした。

2年間の病院勤務のあと、私は大学院の博士課程に入学しました。患者さんの死をまのあたりにし、治療の方法がないという壁にぶちあたった私は、ブレイクスルーの可能性を秘めた基礎研究に取り組んでみたいという思いにかられたのです。

母校の横浜市立大学の大学院で、私は分子細胞生物学の研究室に籍を置くことになりました。ちょうど2000年代初頭は、理化学研究所などでタンパク質の構造解析などの国家プロジェクトが進められていた時期でした。私の入学した大学院でも、免疫学、生化学など複数の研究室がそれぞれの研究テーマに沿ったタンパク質の機能解析に取り組んでいました。

私の所属した研究室では、がん転移をテーマに、白血球やリンパ球などの細胞が生体内でどのような分子メカニズムで動いていくのかを研究していました。

遺伝子発現やタンパク解析のような分子レベルの基礎研究はすべての医学、あらゆる疾患につながっています。たとえばぜんそくは気道に慢性炎症が起きる病気ですが、その炎症は免疫系の各種細胞が働いて起こっています。ある疾患が発症したとき、関係する細胞がどのような異常を起こしているのか？　臨床経験と基礎研究、両方の眼を持つことで、目の前の病気に対して、根本的な問題を探ろうとする姿勢が身につきました。

博士課程の4年間は恩師である教授の計らいで、ほとんど臨床にはたずさわらず研究に集中することができ、非常に恵まれた環境でした。医師ではない生物学系の基礎研究者と一緒に研究することで、確立された治療プロトコルだけを行なう臨床医の仕事ではけっして得られない発想や思考法を得ることができました。

このまま研究者になるのも悪くないなと思ったくらいでしたが、自分はまだ医師としてほんの入口をのぞいただけに過ぎないこともわかっていました。博士号と呼吸器内科専門医の資格を取得したあと、私は再び臨床現場に復帰しました。このとき勤務した病院で重篤な呼吸器疾患の患者さんに数多く出会ったことをきっかけに、私は開業医の道を選ぶことになります。

もっと早く診ていれば……開業医の道を選ぶ

先ほども書きましたが、ほとんどの呼吸器疾患の最初の症状は咳です。

この初期症状の段階で診断がつき、適切な治療と本人の生活改善が行なわれていれば、完治はしないまでも健康な人と変わらない生活ができる場合が多くあります。しかし、診断がなされず治療もしないで放置していると重篤な状態に進んでしまいます。

なぜ、このようなことが起きるのでしょうか？

咳は、風邪の際に誰もが経験するありふれた症状です。そのため、本人も周囲の人もそれほど危機感を感じず、受診が遅れるのが理由のひとつかもしれません。そして受診したとしても、そこで正確な診断が得られないことも多いのです。軽症の咳の場合、いきなり総合病院に行く方はいません。近所の内科や耳鼻科のクリニックを受診します。

そのクリニックに、呼吸器内科専門医がいることはほとんどありません。とりあえず咳どめのお薬が処方され、患者さんもそれを飲んでいったん咳がおさまると、「治った」と思って通院は終了します。最初の1回はそれでよいかもしれません。しかし、2回、3回と同じことを繰り返していたら、正確な診断をつけるための検査が必要です。

専門性の高い大学病院や総合病院が重症者を引き受け、軽症者は町の開業医が診る。この医療システムそのものは非常に合理的です。しかし、こと呼吸器疾患においては、開業医にこそ高い専門性が必要だと私は考えています。呼吸器系の病気はいったん重篤化してしまうと、もとの状態に回復させることが非常に困難だからです。

代表的な呼吸器疾患であるぜんそくとCOPDについて簡単にご説明しましょう。

✦――重症者は減ったものの完治はしないぜんそく

ぜんそくは、古代ギリシアの医学の祖ヒポクラテスが著書に記しているほど古くからある疾患です。空気の通り道である気道に慢性炎症が起きる病気です。ウイルスや細菌の感染症、ダニ、ハウスダスト、花粉などの各種アレルゲン、タバコの煙、大気汚染などが炎症を悪化させることはわかっています。しかし、これらの要因がどのように作用して炎症を悪化させ、ぜんそくを引き起こしているのか？　根本的なメカニズムはいまだ解明されていません。

ゼーゼーヒューヒューと息苦しくなるぜんそく発作。これは気道が狭くなった状態です。正常な気道の粘膜はなめらかに保たれていますが、炎症が慢性化した気道は粘膜が荒れています。ちょっとした刺激にも過敏に反応して、咳が出るようになります。この慢性炎症を放置していると、やがて気道が狭くなるぜんそく発作が起きます。そして何度もぜんそく発作を繰り返していると、気道が狭くなったまま固まってしまいます。これを気道のリモデリングと呼びます。いったん気道のリモデリングが起こると元に戻すことは非常に困難です。ですから、気道のリモデリングが起こらないうちに手を打つことが重要なのです。

かつては気管支拡張薬のみを使った治療が一般的でした。これは狭くなった気道を広げ、呼吸を楽にする効果があります。即効性があるので、発作が起きたときにはすぐ楽になります。しかし炎症そのものを改善するわけではありません。やがてリモデリングが進行していくと、気管支拡張薬で気道を広げることができなくなっていきます。

1990年代後半から、現在の治療の主流である吸入ステロイド薬が登場しました。炎症を抑える強力な作用を持ったステロイド薬を吸い込んで直接気道に届ける薬です。気道だけに作用するので、経口薬や注射でみられるステロイドによる全身性副作用はありません。この吸入薬の普及のおかげで、ぜんそくで亡くなる方や重症者は大幅に減りました。

しかし、この吸入ステロイド薬をもってしても、ぜんそくを完治させることはできません。あくまでも、炎症を抑えることしかできないのです。現在のぜんそく治療の課題は、初期症状での診断がむずかしく、早期の適切な診断と治療がなされにくいこと。そして、症状が軽快すると治療をやめてしまう患者さんが多いことです。

また、小児ぜんそくのお子さんはふつう小児科を受診します。しかし、小児科の先生のほとんどは内科でいえば総合内科の先生です。必ずしも呼吸器の病気の診療を得意にしているわけではありません。そのため、やむを得ないことなのですが、何度も小児科を受診してもいっこうに咳が治らず、私のクリニックにやってきて初めてぜんそくだと診断がつくお子さんも多くいるのが実情です。

「子供のころはぜんそくだったけれど、大人になって治った」というのも間違いです。

症状が出ていないだけで、何らかの刺激を受けることで症状が再発する可能性があるのがぜんそくという病気なのです。

◆──喫煙者なら誰もが発症リスクのあるCOPD

COPD（慢性閉塞性肺疾患）とは、従来、慢性気管支炎や肺気腫と呼ばれてきた病気の総称です。ぜんそくと比べて原因がはっきりしており、タバコの煙などの有害物質を長期的に吸入することで生じる肺の炎症性疾患です。

別名「タバコ病」と言われているように、長期的な喫煙習慣があれば発症します。しかし、残念なことに未診断、未治療の方がたくさんいらっしゃいます。

初期症状は咳、痰。そして進行すると、階段の昇り降りや坂道を登るときに息苦しさが出てきます。初期のうちは日常生活に支障をきたすほどではなく、進行は非常にスローペースです。10年20年かけて肺機能がむしばまれ、やがて重症化すると慢性呼吸不全になります。息ができないのがどんなに苦しいことか、水におぼれたことがある人はわかるでしょう。慢性呼吸不全とは、おぼれて苦しい状態がずっと続くということです。

自力で充分に酸素を取り込むことができなくなれば、酸素吸入器を使った在宅酸素治療しか生きるすべはなくなります。

COPDには長らく有効な治療法がありませんでしたが、長時間作用型抗コリン薬という吸入薬が開発されて、ある程度は進行を抑えられるようになってきました。重症化を避けるためには少しでも早い診断と治療が必要なのです。しかし、多くの方がこの病気の存在を知らず、治療の手が届いていないのが課題です。たとえ咳や痰が気になって受診しても、一般的な内科では見過ごされることも少なくありません。COPDはスパイロメーターを使った呼吸機能検査をすれば診断がつくので、喫煙歴がある人はぜひ呼吸器内科を受診してください。ぜんそく同様、完治することはない病気ですが、早く治療を始めれば始めるほど肺機能の低下をゆるやかにすることができます。

2003年に健康増進法が施行されてから日本人の喫煙率は減少していますが、COPDによる死亡者数は2021年に1万6000人を超えており、日本人男性の死亡原因の9位となっています(厚生労働省 人口動態統計)。

呼吸器内科専門医として働き始めた私は、こうしたぜんそくやCOPDの患者さんをたくさん診てきました。大きな病院に来る患者さんは紹介状をもって受診される方ばかりです。町のクリニックでは診断がつかない、あるいは治療が手にあまるからやってきた。高齢の方も多く、当然、病状はかなり進行していました。そうした患者さんたちを診るたびに思うことは同じでした。

もっと早く診ることができていたら。

重症化してしまった患者さんにできることはあまりにも限られています。有効な治療法は開発されているのに患者さんの時間は巻き戻せない。歯がゆい、くやしい気持ちでいっぱいでした。ならば、もっと早く診察させてもらえる環境を自分でつくるしかありません。

地域の人が気軽に受診できて、適切な診断と治療を提供できる、呼吸器疾患のゲートキーパーになろう。

こうして、私は開業医となることに決めました。

なぜ薬が効きにくい患者さんがいるのだろうか？

35歳になった年、私は横浜に呼吸器内科専門のクリニックを開業しました。

大学病院と同等の呼吸機能検査機器を揃え、早期診断・早期治療をかかげて、ぜんそくを中心に多くの患者さんを迎えることにしたのです。当時に比べると現在は少しずつ増えてきましたが、私が開業した頃は呼吸器内科専門のクリニックが開業することはほとんどありませんでした。

私のクリニックには、「ちょっと咳が長引いているから診てください」という感じの患者さんがたくさん来院されます。検査してみると明らかにぜんそくなのですが、

「あなたはぜんそくです」

そう診断しても、

「まさか。ただの風邪でしょう?」

そう言ってなかなかこちらの診断を受け入れていただけない患者さんも多く、苦労します。紹介状を持って大学病院に来るような患者さんと違って、ご自分の症状をさほど深刻には考えていないのです。

「ぜんそく? 子供の病気でしょう?」

「いえ、成人でもぜんそくになるんですよ」

「治るんですよね?」

「いえ、今の医学では治りません」

ぜんそくは完治しない病気だと伝えるとショックを受ける方もいました。「そもそも、ぜんそくっていうのはですね」と、病気のこと、治療のことをわかりやすく伝えるコミュニケーションや、信頼関係構築の重要性を実感しました。患者さんとのやりとりや体験談を生かして、禁煙治療やぜんそく治療のための小冊子を書きました。症状が楽になっても治療をやめずに継続することの大切さを伝えていきました。

このような地道な活動を続けた結果、おかげさまで、呼吸器内科専門クリニックとして信頼と実績を積むことができ、県外からも多くの患者さんが通院してくれるまでになりました。そして、病院に勤務していたころに志していた呼吸器疾患の早期診断・早期治療を行なうクリニックを実現することができました。

ところが、しばらくすると別の課題が見えてきました。

ぜんそくの薬を続けているのに、「以前よりは咳が楽になったけど、完全にはおさまってないんです」と言う患者さんがいるのです。印象として全体の2、3割ぐらいでしょうか？　病気のひどさも同じくらいで、同じ薬で治療しているのに、すぐに症状が治まる患者さんがいる一方で、なかなか改善のきざしが見えない患者さんが一定数いるのです。他の病気を併発していないか検査をひととおりやり直したりもしましたが、特に他の病気が見つかることもありません。医師として「これはもうしかたがないので我慢してくださいね」と言うのは心苦しく、どうにも納得がいきませんでした。

分子栄養医学に出会ったのはそんなときでした。

分子栄養医学の「仮説」に可能性を見出す

日本抗加齢医学会の総会に足を運んだとき、たまたま立ち寄ったのが分子栄養医学についての情報を提供しているブースでした。「分子」「栄養療法」「オーソモレキュラー」という聞きなれない言葉に、最初は興味半分冷やかし半分といったところでした。

近代西洋医学に立脚する現代医学に対して、伝統医学や民間療法はいわゆる代替医療と呼ばれています。代替医療には、漢方医学や鍼灸のように国家資格に組み込まれているものから、ヨガ、アロマテラピー、各種食事療法、温泉療法など多種多様で、効果や信頼性などは玉石混交です。

近年は、現代医学と代替医療を組み合わせる「統合医療」という概念が注目されています。しかし、現代医学の教育を受けてきた医師の多くがそうであるように、私も代替医療にはまったく関心がありませんでした。なんのエビデンスもなく「〇〇の力でがんが治る」など眉唾の宣伝でお金もうけをしているイメージが強く、批判的に見ていました。

分子栄養医学は食事やサプリメント、点滴による栄養療法を治療として行なうことが多く、代替医療のひとつといっていいでしょう。しかし、学会のブースで分子栄養医学を実際に診療に取り入れている先生方の説明を聞き、その理論や成り立ちを知ると、意外にも非常に腹落ちしたのです。

それは、生物にとって正常な状態、健康な状態とは何かを定義し、そのために何が必要かを導き出す理論でした。

健康とは、細胞がその機能を十全に発揮できている状態のこと。
細胞が正しく機能するために適切な栄養素を摂り、細胞の機能を阻害するものを遠ざける。

シンプルですが、分子栄養医学の理論や方法論は、現代の生化学や分子生物学の知見に裏打ちされたものだったのです。

私はそれまで栄養学にはまったく興味がなかったので、自分の治療に取り入れようという発想はありませんでした。自分の食生活にも無頓着で、ただお腹がふくれればいいとラーメンやどんぶり物を食べていたのは第1章の最後に書いたとおりです。そんな私がどうして分子栄養医学に対して、「これだ!」と思ったのか?

それは、大学院の4年間でみっちりと分子細胞生物学の研究に打ち込んだ経験があったからです。生命の機能の基本単位である細胞の中で、さまざまなタンパク質である分子がどのような働きをしているか? そのメカニズムを研究していた経験から、分子栄養医学の可能性を直観することができたのです。栄養学の知識はまったくなかったものの、栄養素もそれ自体がさまざまな機能を持つ分子であり、それらが細胞の機能を調節している。このことが頭の中でパッとつながったのです。

逆にいえば、生化学や分子生物学などの基礎医学研究の経験がない場合、分子栄養医学の価値や妥当性を受け入れにくいかもしれません。現時点での分子栄養医学は医療的エビデンスのレベルが低く、個々の症例における効果しか提示できていないからです。分子栄養医学は「この理論にもとづいてこのような効果が期待できるに違いない」という、いわば仮説の段階にあります。実際、高い医療的エビデンスを得るためには膨大な治験データが必要です。製薬会社あるいは大学などの研究機関による大プロジェクトでなければ、実現はむずかしいでしょう。

対症療法だけの治療に限界を感じていたときでもありました。現代医学は精度の高い対症療法を持っています。対症療法で病根を取り除いて完治できる病気であればそれでいい。しかしぜんそくのように根本の原因が解明されておらず、完治できる治療法が見つかっていない病気はまだたくさんあります。そうした病気に対して「栄養」を使った生化学的アプローチは、これまで私は考えたことのない未知の領域でした。

私は分子栄養医学に可能性を感じ、自分のクリニックで治療薬が効きにくい患者さんに適用してみたいと考えたのです。

それからさっそく分子栄養医学の勉強を始めました。日本で早くから分子栄養医学を取り入れて普及を進めている溝口徹先生や宮澤賢史先生が主宰する勉強会に参加し、詳しい栄養理論、プロトコル、臨床例を学びました。これまで栄養学の知識がなかった私にとって、どのような栄養素がどんな働きをして、細胞の機能をうながしたり調節したりするのかを知ることは、とても刺激的で知的好奇心が満たされる体験でした。

栄養カウンセリングと心理学を組み合わせる

◆──ぜんそく患者の多くが食生活に問題を抱えている

一口に分子栄養医学といっても、医師によって実践のしかたはさまざまです。栄養療法に特化した自費診療のみのクリニックを開業し、ビタミン注射などの点滴療法を主体とした診療を行なっている先生方もいらっしゃいます。

私の場合は、呼吸器疾患の患者さんの症状改善を目的としてスタートしたので、保険診療として認められる範囲の中で実践できることから始めることにしました。

当院には以前から、生活習慣病に対する栄養指導を行なうための管理栄養士のスタッフがいました。しかし、管理栄養士が大学で学ぶ従来の臨床栄養学と分子栄養医学の考え方には大きく異なっている部分があります。従来の臨床栄養学では、管理栄養士の主な指導対象となるのは糖尿病や高血圧など一般的な生活習慣病の患者さんです。ぜんそく患者のための食事指導は臨床栄養学の教科書にはほとんど記載がなく、授業で教えられることはありません。

しかし、呼吸器疾患でお悩みの方の多くが、じつは食生活にも問題を抱えています。たとえば、肥満があるとぜんそくの症状が悪化しやすいことは以前から知られていました。しかし、患者さん本人は、ぜんそくで具合が悪いことと自分が太っていることを結びつけて考えることはありません。それも当たり前です。ぜんそくをよくするために、体重を減らしていきましょうと指導をする医師はほとんどいないのですから。

✦——何を食べるか？ 何を食べないか？ という選択

投薬や検査などの医療行為と違って、家庭での食事の改善は医師や栄養士の指示だけでどうにかなるものではなく、最終的には患者さん自身のモチベーションに大きく左右されます。患者さんに、どのようにやる気になってもらうかが最も大きな課題です。

分子栄養医学を知ったのと同時期、尊敬する経営者の方のすすめで受けた能力開発研修で、私は選択理論心理学と出会いました。選択理論心理学は認知行動療法の一部に位置づけられます。アメリカの精神科医ウィリアム・グラッサー博士が精神疾患の患者に行なった、リアリティセラピーというカウンセリング手法をもとに体系化されました。投薬中心の精神医療と異なり、グラッサーはカウンセリングを使って精神疾患を持つ患者さんを快方に向かわせる治療を実践しました。

選択理論では、自分の行動はすべて自分が選択していると考えます。感情や生理反応を自分が直接コントロールすることはむずかしいですが、行動や思考は自分で選ぶことができます。他人や外部がそう仕向けているのではなく、外から入ってきた情報を処理し、どう考えてどう行動するかは自分自身が選択しているのです。

また、選択理論では、落ち込んだり、かんしゃくを起こしたりするのも、困難な状況に対処するために本人が選択した、そのときのその人にとってできる最善の行動です。しかし、それらの行動が自分の選択であれば、自分の未来にとって、より望ましい選択をすることで状況を自らコントロールすることもできるはずです。望むものが得られない苦しさや落ち込みから解放されるためには、「自分の求めているものを変えるか、自分の行動を変えるかのどちらかである。」とグラッサーは書いています(ウィリアム・グラッサー著　柿谷正期訳『グラッサー博士の選択理論』144頁　アチーブメント出版)。

当院は開業当初から禁煙外来を行なっており、COPDの要因であるタバコを断つために努力する患者さんをサポートしてきました。ニコチン中毒は依存症なので薬の処方も行ないますが、よりよい未来を選択しようとする本人の意志が大きなエンジンになります。毎日の食事で何を食べるか、何を食べないかは選択の連続です。私や栄養士に言われたからではなく、自分自身のよりよい未来のために積極的に選択して食べる。そういうマインドに患者さんを導くことができれば、すばらしい効果を生むでしょう。

当院では、選択理論心理学を使った栄養カウンセリングを行なって、医療従事者側からの押しつけの栄養指導ではなく、患者さんがご自分の意志で健康にとってよい選択ができるサポートをしています。分子栄養医学と選択理論心理学を組み合わせることで、これまで一般的に病院やクリニックで行なわれている栄養指導ではまったく得られない効果が出ています。

第3章

栄養とは何か?・分子レベルで考える

栄養とは何か？　細胞とは何か？

「健康とは、細胞がその機能を十全に発揮できている状態のことである」。これが分子栄養医学の健康観です。そして、細胞が正しく機能するために適切な栄養素を充分な量摂取して、細胞の機能を阻害するものを遠ざけるのが分子栄養医学のアプローチです。

では、そもそも「細胞とは何か？　栄養とは何か？」を確認していきましょう。

まず、私たち人間を含む生物の、生物としての条件とはなんでしょうか？

生物の条件

①細胞構造を持つこと
②自分と同じ存在を生み出せること
③外部の物質を取り入れてエネルギーを取り出せること

ごく簡単にまとめると、この3つが生物としての基本条件です。

①の細胞とは、生物を構成している構造・機能上の基本単位です。

そして、生命の基本単位である細胞もまた、次の3つの条件を持っています。

細胞の条件

①細胞膜で覆われていること

②自己複製ができること

③外部の物質を取り入れてエネルギーを取り出せること

違うのは①の基本構造だけで、②と③は生物の条件と同じであることがわかると思います。つまり私たちの体を構成する細胞ひとつひとつもまた生物であるといえるのです。

細胞は多様な分子から成っており、外部の物質(これも分子です)を取り込みながら、自己複製をしたり、さまざまな生体高分子をつくったりしています。生物に比べれば細胞自体のサイクルは短く、古くなった細胞は新しい細胞に置き換わり、傷ついた細胞は修復されていきます。私たちの生命は、無数の細胞が日々壊れ、つくり直されていくバランスの上に成り立っています。

そして、生命や細胞の基本条件の3つめである「外部の物質を取り入れてエネルギーを取り出す」。この外部から取り入れる物質が「栄養素」です。

私たちが食べ物や飲み物を体内に取り入れたとき、体内では何が起こるでしょうか？　食べ物や飲み物はそのままでは取り込めないので、口の中、胃の中、腸の中で順番に消化され、より小さな分子に分解してから腸が吸収します。取り込まれた分子は全身に運ばれ、各細胞に届けられます。分子を取り込んだ細胞は、さまざまな化学反応によってエネルギーを取り出したり、別の形でエネルギーを貯蔵したり、体に必要な材料につくり変えたりしていきます。生体内で起こるこうした分子の分解や合成を代謝といいま

栄養の役割

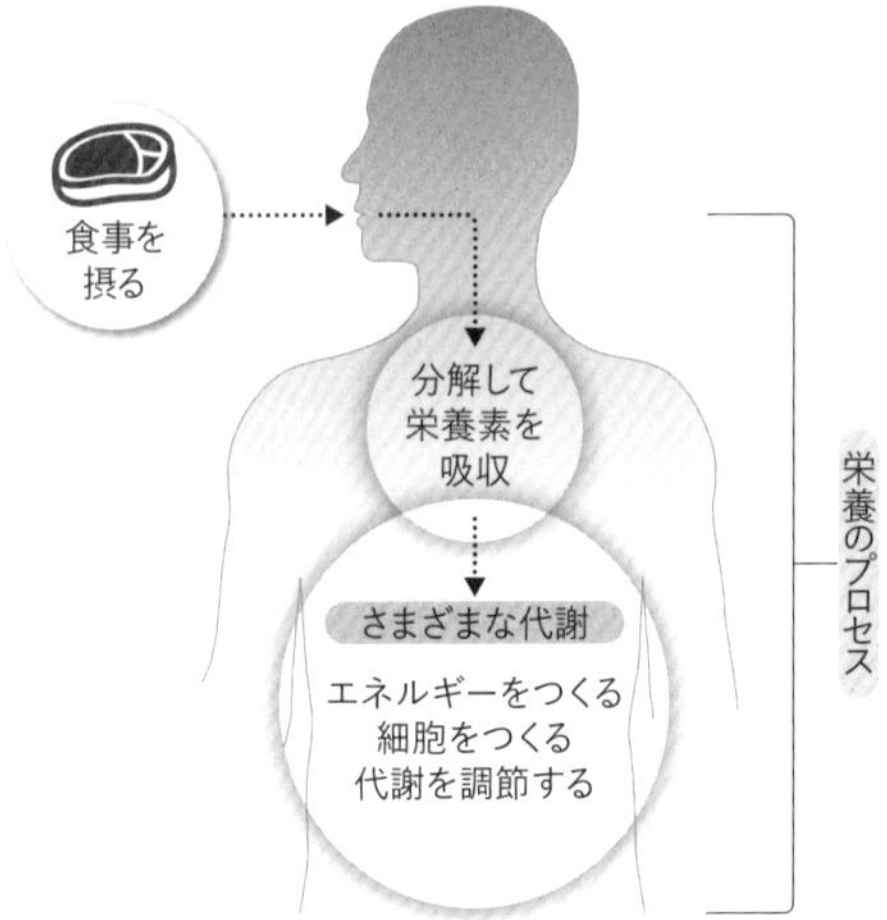

す。代謝は、ホルモンや酵素など、さまざまな化学反応が正常に行なわれるための調節機能によって維持されています。**栄養とは、食べ物から栄養素を取り込んで生命活動に必要な代謝を行なう、これら一連のプロセスのことです。**

本来、栄養のプロセスが正常に行なわれていれば、生きる上で必要なエネルギーが供給され、タンパク質の代謝によって細胞のリサイクルがスムーズに行なわれ、生体の健康が維持されるはずです。しかし現実にはさまざまな疾患が存在します。

現代医学は疾患を起こしている臓器や組織にフォーカスし、患部を取り除き、症状を改善する薬を開発して治療してきました。その成果は明白であり、多くの患者が救われてきました。しかし現代医学では完治しない疾患もあります。私の専門であるぜんそくもそのひとつです。糖尿病や肥満などの生活習慣病や、うつや統合失調症などの精神疾患、慢性疲労や不定愁訴など、はっきりした病名のつかない不調も数多くあります。

こうした疾患や不調に対し、表面に見えている症状に対処するだけでは、いずれ他の部分にまた別の症状が出てきます。不調の原因を分子レベルでとらえ、適切な栄養によって体全体のシステムを改善していくのが分子栄養医学のアプローチです。

健康を分子レベルでとらえた先人たち

◆――現代の栄養クライシスに警鐘を鳴らしたホッファー

分子栄養医学が生まれた背景には、生化学、生理学、分子生物学など20世紀のバイオサイエンスの進展がありました。

第1章でも触れた分子栄養医学の創始者の一人、エイブラム・ホッファー（1917～2009）はカナダの生化学者です。

20世紀初頭に、ビタミンやミネラルの機能が次々と発見され、ビタミンB_1の欠乏による脚気、ヨウ素欠乏による甲状腺腫などさまざまな欠乏症が解明されてきました。ホッファーはアメリカの貧困層に蔓延していたペラグラという病気に注目します。この病気はもともと、ヨーロッパでトウモロコシを常食とする地域で多くみられました。1920年代、アメリカの医学者ジョセフ・ゴールドバーガーが、ビタミンB群のひとつナイアシンの欠乏からペラグラが起こることをつきとめました。ペラグラの初期は皮膚炎から始まり、やがて消化管にも炎症が起こり、重篤になると精神障害を引き起こします。ホッファーは、精神障害と栄養素ナイアシンの関係に着目し、これまで栄養欠乏由来の病気ではないとされていた精神疾患にも栄養素が有効ではないかと仮説を立てたのです。

生化学者から精神医療の道に転じたホッファーは、1952年に30人の急性統合失調症患者にナイアシン、ナイアシンアミド、プラセボを用いた二重盲検試験を行なって、その有効性を証明しました。栄養は、欠乏症だけでなく多くの疾患を回復させる可能性がある。そう確信したホッファーは病理と栄養の関係をさらに追究し、臨床に応用していきました。このように分子栄養医学は精神医療の領域で研究が始まったのです。

栄養療法の実践において、ホッファーは人間の栄養状態の問題がさまざまな疾患を引き起こしていると考えるようになりました。たとえばペラグラは現在の先進国ではほとんどみられない栄養失調です。ホッファーは、農家が単一作物栽培（モノカルチャー）

を始めたことと結びつけて、次のように指摘しています。

人々が様々なホウルフード（全部丸ごとの食物）を食べている時代には、ペラグラは非常に稀だった。しかし、農家が現金収入を得るために単一作物を育て始めたとき、単一栽培穀物を原因とする病気が流行した。アメリカ南部や地中海周辺の国々（スペイン、イタリア）の農家や貧困な人々はトウモロコシに依存し始めた。ペラグラは、トウモロコシの過食と様々な食品の欠乏が組み合わさってもたらされた結果である。（エイブラム・ホッファー、アンドリュー・W・ソウル著　中村篤史訳『オーソモレキュラー医学入門』81～82頁）

そして、現代の先進国では、精製された糖質や添加物たっぷりの大量生産食品によって、貧困による栄養失調とは別の栄養クライシスが起きています。ホッファーはこのことに強く警鐘を鳴らしてきました。ホッファーが示した、かつて先祖が食べていたものと現代の私たちが食べているものの対照性は、第1章で挙げたとおりです。

◆──ビタミンCの研究に力を注いだポーリング

ホッファーとともに分子栄養医学を提唱・確立したのが、アメリカの生化学者ライナス・ポーリング（1901〜1994）です。量子力学を化学に取り入れた化学結合の研究で1954年にノーベル化学賞を受賞、さらに核実験の反対運動で1962年にノーベル平和賞を受賞した破格の科学者です。

ポーリングは、タンパク質の構造、DNAのらせん構造、酵素反応メカニズムなど、生体分子の研究で卓抜した仕事をしてきました。そして精神疾患と酵素の関係を研究していたとき、ホッファーのビタミン投与療法を知り、栄養素と身体の細胞機能の研究に傾注するようになります。1968年、ポーリングは「Orthomolecular」という言葉を含んだ題名の論文を発表しました。「ortho（整える）」と「molecular（分子）」を組み合わせた「オーソモレキュラー医学」は、この論文に使われた造語から名付けられたものです。

ビタミンC（アスコルビン酸）の重要性に着目したポーリングは、1970年にビタミンCの大量投与で風邪を予防する研究を発表します。その後も、分子栄養医学の研究所を設立し、ビタミンCの研究を続けました。ポーリングの名を冠した研究所は現在もオレゴン州立大学にあり、ビタミン・ミネラルの機能研究を行なっています。

ホッファーが精神医療の臨床から始めた分子栄養医学は、ポーリングによってさらに広い医療領域に適用されることになりました。ホッファーやポーリングは、人間の健康を支えているのはつまるところ体内の正常な生化学反応であり、それを可能にするものこそ栄養だと確信していたのです。分子栄養医学の発展に寄与した医師や研究者のことや、日本に紹介された経緯については、日本初の栄養療法専門クリニックを開院された溝口徹先生の著書『最強の栄養療法「オーソモレキュラー」入門』に詳しく書かれています。興味のある方はぜひお読みください。

✦—ストレスと代謝の関係に着目したキャノン、セリエ

分子栄養医学とは直接の関係はありませんが、生物のホメオスタシス（生体恒常性）を提唱したウォルター・B・キャノン（1871〜1945）や、ストレス学説の創始者であるカナダの生理学者ハンス・セリエ（1907〜1982）も、分子栄養医学的な健

康観に通じる先人です。

ホメオスタシスとは、呼吸や体温など生理的な反応を司る自律神経系、ホルモンを分泌して細胞機能の調節を行なう内分泌系、異物を攻撃する免疫系の相互作用によって、生体を安定的に維持するしくみのことです。このホメオスタシスに大きく関わるホルモンを分泌しているのが副腎という臓器です。

キャノンは、物理学・工学用語である「ストレス(外部からの力で物体のゆがんだ状態)」を生体反応に適用し、さまざまな外的刺激が生物のホメオスタシスを乱すことを指摘しました。たとえば、危機的状況に直面したときの生物が分泌する副腎髄質ホルモンのひとつアドレナリンに着目し、強い興奮や感情と身体的生理反応との関連を「緊急反応」と呼びました。セリエはキャノンの研究をさらに進め、生体に何らかのストレスを与え続けると、そのストレスの種類によらず共通の反応経過を示すことを実験で明らかにしました。そしてストレス反応が、脳の視床下部から脳下垂体を経由して分泌される副腎皮質ホルモンのコルチゾールによるものであることを解明しました。

身体的なものか心理的なものかどうかにかかわらず、慢性的なストレスは代謝システムを狂わせます。詳しくは第4章で述べますが、慢性ストレスと深い関係のある副腎皮質ホルモンのコントロールは、分子栄養医学において最重要課題のひとつです。

生体における栄養の作用について、かつてはイメージ的に、あるいは経験則で語られてきた現象が、現在は分子レベルで解明されてきています。栄養によってホメオスタシスを高める分子栄養医学の価値は、今後ますます見直されていくでしょう。

細胞には本来、病気を防ぐ力がそなわっている

分子栄養医学は、体内の細胞にとって必要かつ充分な量の栄養素を摂ることによって細胞の機能を最適化することをめざします。

すべての臓器は細胞からできていますから、細胞の機能がよくなってくれば、すべての臓器の働きがよくなっていきます。逆にいえば、不調や疾患を抱えている人は、ある特定の臓器の細胞だけが機能不全を起こしているというより、身体全体の細胞がうまく機能していないのです。たまたま症状として出ているのが特定の臓器の症状であり、放置していれば、他のいろいろなところに不調が出てきます。

呼吸器疾患の患者さんが、肥満や低血糖など複数の問題を抱えていることはよくあります。「ぜんそくだけが悩みで、その他の健康には特に問題はありません。とても元気

です」という患者さんは、私の経験上ほとんど見たことがありません。

ひとつひとつの不調に明確な病名がついていない、少なくとも今の医学では病気とは見なされていないから医師も患者さんも問題視していないだけです。しかし、本来、病気というのはどこからが病気でどこまでは健康と、あるところからはっきりと境目があったりクリアに分かれるものではないのです。ただ、人間は心理学的に何らかの答えを求める性質があります。患者さん自身も○○病ですと診断されたほうが納得するし、医師も説明がしやすいのです。分子栄養医学では、病気と診断される以前の不調も含めて、

タンパク質の代謝回転

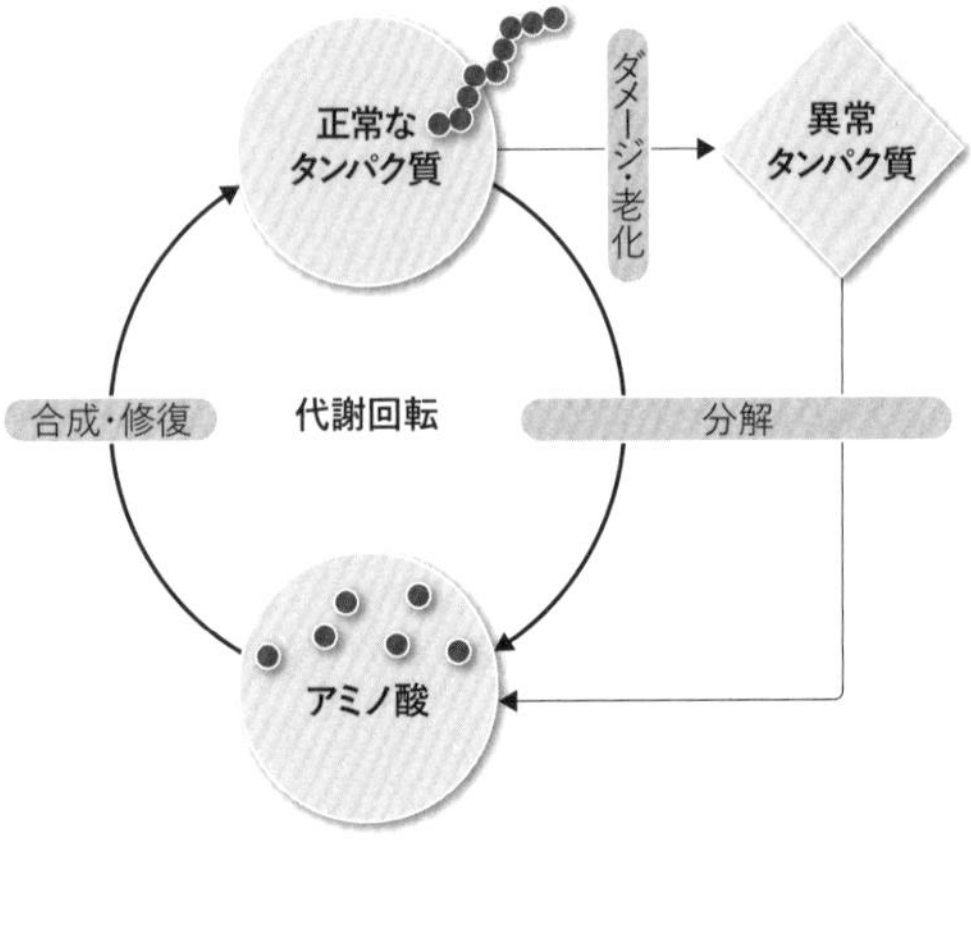

体に起きている問題を栄養という視点から統合的に見ていきます。

この章の最初で、古くなった細胞は新しい細胞に置き換わり、傷ついた細胞は修復されていくことをお話ししました。細胞を構成するタンパク質が遺伝子の指令によって修復、分解、合成を繰り返しているからです。これを「代謝回転(ターンオーバー)」といいます。

最近、私たちの体の中の免疫細胞は、外部からの細菌やウイルスを攻撃するだけでなく、体内で発生した異常な細胞を発見して退治する役割を果たしていることがわかってきました。がんの場合、何らかの要因で細胞の遺伝子に傷が入ることで増殖のメカニズムが狂い、がん細胞と呼ばれるものになります。近年、免疫の力を利用したがん免疫療法が第4のがん治療として脚光を浴びています。

つまり、私たちの体には本来、自ら修復し、病気を防ぐメカニズムがそなわっているのです。それを支えるのが前項でお話ししたホメオスタシスの3つのシステム(自律神経系、内分泌系、免疫系)であり、細胞の機能です。

分子栄養医学は従来の栄養学と何が違うのか？

◆――食料不足の時代を引きずっている栄養学

では、分子栄養医学は、従来の栄養学と何が違うのでしょうか？

糖質・タンパク質・脂質・ビタミン・ミネラルの5大栄養素の働きのとらえ方については、分子栄養医学も従来の栄養学も共通です。これらの栄養素をバランスよく摂ることで、生存に必要なエネルギーを生み出し、体（細胞）の材料をつくり、調節機能を維持するという考え方も同じです。大きく違うのは、主食やバランスの考え方です。

従来の栄養学――糖質（炭水化物）を中心とした食事

分子栄養医学――タンパク質と脂質を中心にした食事

簡単にいうと、従来の栄養学は慢性的に食料が足りずに多くの人が栄養欠乏状態だった時代を出発点にして組み立てられています。第二次世界大戦の戦前・戦後すぐの食料不足の時代には、すばやくエネルギーになる炭水化物をしっかり食べることが生き抜いていくための最優先課題でした。特に、激しい肉体労働に従事する人々の食事は米中心で、おかずは二の次でした。

宮沢賢治の有名な詩『雨ニモ負ケズ』には、「一日ニ玄米四合ト　味噌ト少シノ野菜ヲ食ベ」と書かれています。現代の感覚からすると1人で1日米4合なんて食べ過ぎではないかと感じますが、おかずがとぼしい食生活では、このくらいの量のご飯を食べなくてはきつい農作業はできなかったでしょう。それに玄米には、ぬかや胚芽の部分にタンパク質、ビタミン、ミネラル、食物繊維が豊富に含まれており、精製された白米とくらべて格段に栄養価が高いのです。いわば玄米食はホッファーが推奨するホウルフード（丸ごと食べる食べ物）といえるでしょう。

従来の栄養学では5大栄養素をバランスよく食べようということになってはいますが、「バランスよく」の中心はやはり炭水化物とされています。厚生労働省が定めている「日本人の食事摂取基準（2020年版）」では、男性女性ともすべての年代で、1日の食事から摂取するエネルギーの50〜65%を炭水化物から摂ることが推奨されています。一方、タンパク質の割合は40代までは13〜20%、50代以降は若干増えているものの20%以内となっています。しかし**分子栄養医学の観点から見ると、「日本人の食事摂取基準」では糖質（炭水化物）が多すぎるのです。**

✦──糖質過剰が問題になっている現代

米、小麦、トウモロコシ、ジャガイモに含まれる糖質（デンプン）は消化吸収しやすく、すばやく代謝される効率のいいエネルギー源です。しかし現代の先進国では、激しい肉体労働をする人やアスリートでない限り、1日に必要なエネルギーの6割を占めるほどの糖質を摂る必要はないのです。むしろ、糖質の摂りすぎによって健康に悪影響を及ぼしているケースが多く見られます。

それに対して、**タンパク質と脂質が充分に摂れている人は多くありません。**男性は糖質過剰でタンパク質不足になっている方が多く、女性の場合はダイエットをしていて食事量が少なく、栄養素全般が不足しがちです。タンパク質は体（細胞）をつくる材料であり、代謝や心身の機能をつかさどる酵素やホルモンの成分にもなります。脂質はエネルギー源としても、また細胞を覆う細胞膜の材料としても重要です。また、酵素を正常に機能させるには、補酵素としてビタミンとミネラルが充分に必要です。

従来の栄養学は、「日本人の食事摂取基準」の基準値以内でバランスよくというのが原則です。これに対して**分子栄養医学は、糖質の代わりに良質な脂質をエネルギー代謝に使い、タンパク質で細胞の代謝回転をよくして、ビタミン、ミネラルの働きによって細胞の機能をフルに発揮させることをめざします。**そのバランスは、人それぞれの体調や疾患、生活習慣、運動量に

5つの栄養素

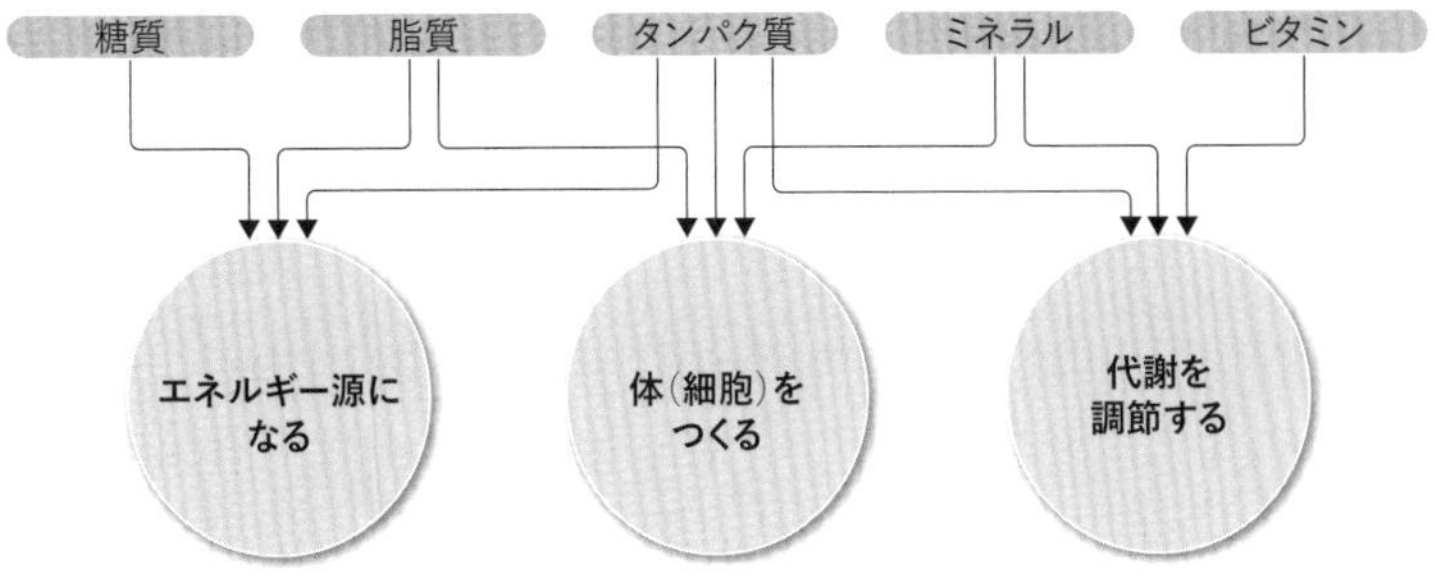

よって違ってきます。体調の変化によってもフレキシブルに変えていかなくてはいけません。また、栄養素をバラバラに足し算的に摂るのではなく、それぞれの栄養素の相互作用を考慮し、よりよい代謝が行なわれるように意識する必要があります。

生存のためのエネルギーはどうつくられるか？

◆──細胞はたえまなく「ATP」をつくり続けている

では、私たちの体内の細胞はどのように機能を発揮しているのでしょうか？　この章の最初に挙げた、細胞の条件の3番目を思い出してください。

「外部の物質を取り入れてエネルギーを取り出せること」でしたね。

栄養素からエネルギーを取り出して生命を維持すること、これは細胞の最重要機能です。エネルギーの供給源となるのは、糖質、タンパク質、脂質の3大栄養素です。細胞が3大栄養素を取り込んだとき、どのようにエネルギーを生み出しているのかを分子レベルで見てみましょう。

私たちの細胞は、**栄養素に含まれているエネルギーを「ATP（アデノシン三リン酸）」という物質に変換します**。これをATP産生といいます。このATPを分解することによってエネルギーが生まれます。心臓が休むことなく動いているのも、心臓の細胞がATPをエネルギー源として活動して、心臓の筋肉が収縮したり広がったりすることで全身に血液が回っていくからです。

ATPは長く蓄えておくことができないので、どんどんつくらなくてはなりません。細胞は、栄養素を使ってATPをつくっては分解し、分解してはまたつくることでたえまなくエネルギーを生み出しているのです。細胞がATP産生できないと、筋肉は動かず、心臓が止まり、生命は活動を停止してしまいます。外から充分に栄養素が摂れない場合は、体内にある栄養素を使ってエネルギーを維持しようとします。

◆──栄養素と酸素からエネルギーを生み出す

糖質、タンパク質、脂質は、いずれもATPを産生できる栄養素です。例として、糖質からATPがつくられる代謝プロセスを見てみましょう。

食べ物として口にする糖質の多くはデンプンや砂糖です。これが消化吸収されるとグルコース(ブドウ糖)という小さな分子に分解されて血液に運ばれ、細胞に届けられます。糖が細胞に取り込まれると、まず細胞質の中で「解糖系」、次にミトコンドリアの中で行なわれる「クエン酸回路」「電子伝達系」という代謝経路を経てATPがつくられます。糖代謝の化学反応は複雑ですが、ごく簡単なプロセスは左のとおりです。

糖代謝のプロセス

細胞質の中でグルコースがピルビン酸に分解される(解糖系)

↓

ピルビン酸がミトコンドリアの中に入り、アセチルCoAに変換される

↓

アセチルCoAを起点にしたクエン酸回路が回る(クエン酸回路)

↓

クエン酸回路で生まれた物質が電子伝達系に入る(電子伝達系)

↓

ATPが産生される

ATP(エネルギー)産生のプロセス

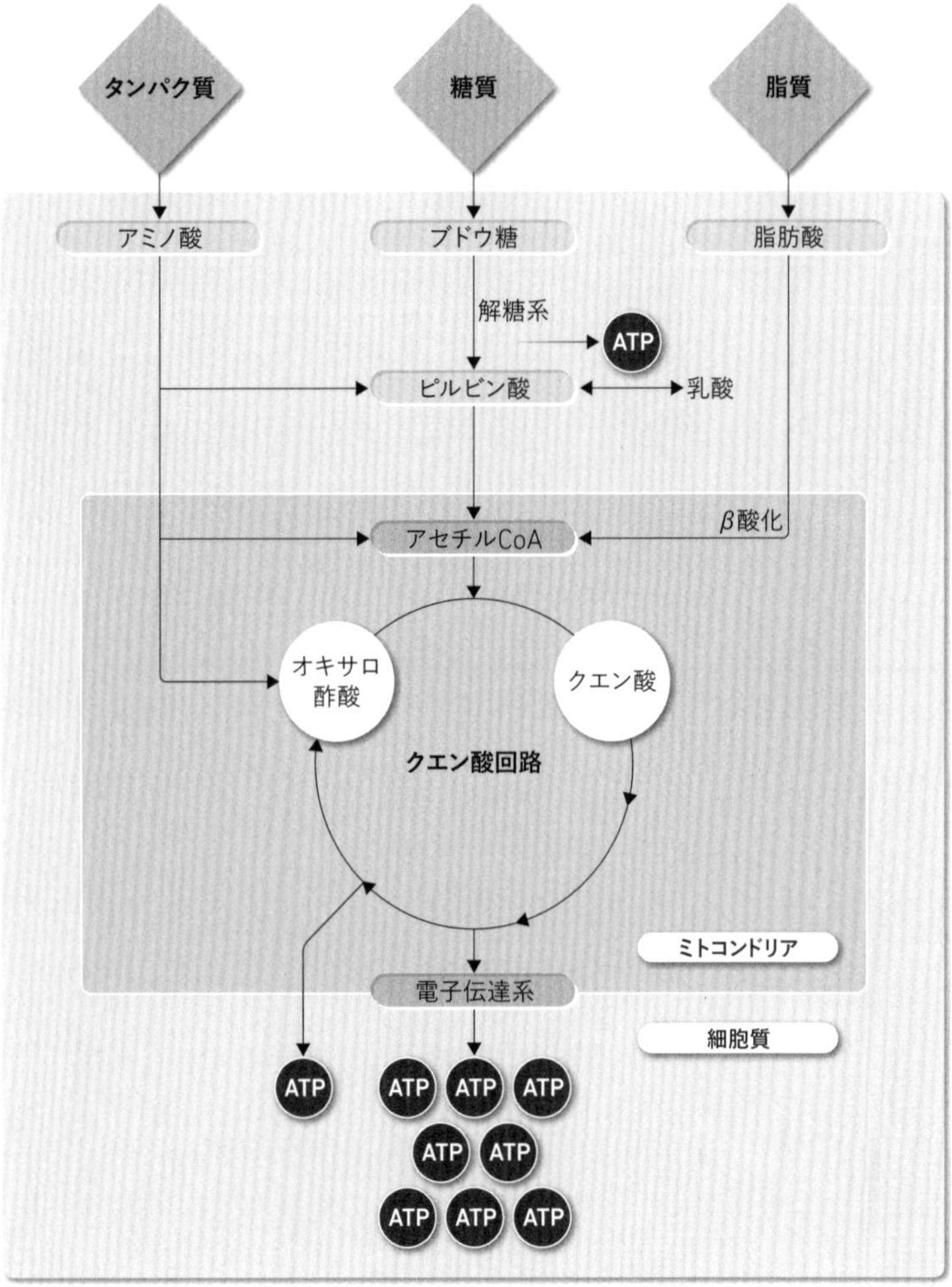

グルコース（ブドウ糖）1分子からどれだけのATPがつくられるでしょうか？　糖代謝のプロセスの初期段階、解糖系でつくられるのは2分子のATPです。その後、ミトコンドリアの中に入ってからの代謝経路（クエン酸回路と電子伝達系）では解糖系の18倍以上のATPが効率よく産生されます。そのため、ミトコンドリアは細胞内のエネルギー生産工場と呼ばれています。

効率の違いは、解糖系のシステムが無酸素であるのに対して、ミトコンドリアでは酸素を使っているからです。私たちが呼吸して体内に取り入れた酸素は、肺から血液を介して細胞内のミトコンドリアに運ばれ、ATPを生み出しているのです。その過程で二酸化炭素と水が生まれ、細胞外に排出します。つまり細胞ひとつひとつが呼吸しているわけです。細胞が生命の最小単位というのは、この点からもうなずけます。**私たちの細胞は、酸素と栄養素を取り入れ、代謝することで、生命活動に必要なエネルギーを生み出しているのです。**

右の図のとおり、タンパク質や脂質の代謝も、糖質と同様にクエン酸回路と電子伝達系を経てATP産生が行なわれます。ただしクエン酸回路に入るまでのプロセスがそれぞれ違います。

タンパク質の場合は、消化吸収によってアミノ酸に分解されたあと、いくつかの化学反応を経てアセチルCoAに変換されます。脂質は、中性脂肪から脂肪酸に分解され、β酸化によってやはりアセチルCoAに変換されます。その後、クエン酸回路に入ってからのプロセスは糖代謝と同じです。アセチルCoAが3大栄養素の代謝の合流地点ということになります。

糖質に依存しないエネルギーはどうつくられるか?

◆——飢餓にそなえてエネルギー源を蓄えるしくみ

糖質、タンパク質、脂質は、いずれもエネルギーを生み出す栄養素ですが、タンパク質と脂質は他にも大事な機能を担っています。タンパク質は、体の材料であり、筋肉や皮膚、臓器などの組織だけではなく、生体内の化学反応を調整する酵素やホルモンもタンパク質でつくられています。脂質は細胞膜やホルモンの材料になります。そのため、**ATP産生に使われる際の優先順位は、まず糖質、次に脂質、最後がタンパク質です。**

ただし、糖質、タンパク質、脂質の代謝は互いに関わりあっていて、必要に応じてアミノ酸や中性脂肪が糖に変換されたり、糖やタンパク質が脂質に変換されたりします。

個別に考えるのではなく、この相互作用を知ることはとても大切です。

先ほども述べましたが、ATPを長く蓄えておくことはできません。そのため私たちの体は、ATPのもととなる栄養素を蓄えておき、栄養不足時にそなえるしくみを持っています。これは、食べ物が簡単には得られない状況で生物がサバイバルするための防衛手段です。余った糖をグリコーゲンという形にして肝臓や筋肉に貯めたり、中性脂肪に変換して脂肪細胞に貯めたりしておくのです。しばらく食べなくても、体内のグリコーゲンを分解すれば活動ができます。さらに、グリコーゲンが不足したときには、糖質以外の物質から糖エネルギーをつくり出すしくみとして「糖新生」があります。中性脂肪からグリセロールを、筋肉からアミノ酸を分解して糖に変換するのです。

グリコーゲンや糖新生も短時間で消費されるので、次の手段としては脂質によってエネルギーをつくることになります。前項で説明した脂質由来のATP産生（中性脂肪を脂肪酸に分解し、β酸化を経て、アセチルCoAからクエン酸回路に入る）です。**分子栄養医学では、この脂質由来のエネルギー代謝が、生物本来のしくみにかなったベストの状態**と考えます。

◆──脂質を燃やしてエネルギーを生み出せる体が理想

糖質は、消化吸収しやすく、すばやくATP産生ができる点で最高のエネルギー源です。しかし人間の長い進化の歴史において、現在のように糖質をいくらでも摂れるような環境はありませんでした。そのため、たまに糖質を多く含んだ食べ物が手に入ったときはグリコーゲンとして貯めこみ、血糖値を維持するように生体の機能が進化してきました。ところが、現代の生活は過剰なまでの糖質にとりまかれています。ご飯やパン、麺などが食べやすく精製され、菓子、飲料などにも多くの糖が含まれています。知らず知らずのうちに必要量をはるかに超える糖質を摂取し、さまざまな形で弊害がもたらされています。私たちの生体システムは糖質中心の栄養にうまく適応できていないのです。

先ほど述べたとおり、スポーツや肉体労働をしたり、集中して頭脳労働をしたりしている場合はべつとして、日常的なデスクワークの生活においては糖質はそれほど必要ありません。**血糖値を安定的に保つために、糖に依存せず脂質を燃焼させてエネルギーを生み出していくことが、細胞の機能を最適化すること**につながります。

ファスティング（断食）をすると、体内では糖質からつくられるエネルギーが枯渇した状態になり、脂質から代謝されるケトン体という物質をエネルギー源として利用するようになります。脳の細胞は糖しかエネルギーとして使えないと思われがちですが、ケトン体は脳が使える脂質由来のエネルギーです。

ファスティングには、腸内環境改善、免疫力向上、デトックスなどさまざまな目的があります。ただしファスティングの効果が期待できるのは日頃から充分なエネルギー量を摂っている健康な人だけです。不調を抱えている人がやっても、低栄養でエネルギー不足になるだけなのでご注意ください。

最も避けたいのは、タンパク質をATP産生に投入してしまうことです。いくら良質なタンパク質を含んだ食べ物を食べても、エネルギーが不足していると、タンパク質がATP産生に取られてしまい、新しい細胞やホルモンなどをつくる材料に回すことができません。衰弱した高齢者の方や病気の方が骨と皮だけのようになってしまうのは、ただでさえ食欲がなく栄養素が摂れないところへ、筋肉として蓄えていたタンパク質がどんどん分解されてしまっているからです。このように、体内のタンパク質が分解されることを「タンパク異化」と呼びます。

細胞の主成分はタンパク質と脂質

次に、細胞の材料となるタンパク質や脂質について見ていきましょう。
細胞の主な材料はタンパク質です。タンパク質の基本単位はアミノ酸で、生体のタンパク質には約20種類のアミノ酸があります。そのうち9種類は「必須アミノ酸」といわれ、人体内では合成できないため体外から摂る必要があります。体外から摂取した**タンパク質はアミノ酸に分解されたあと、筋肉や皮膚、臓器などあらゆる組織の細胞の成分として、また酵素やホルモンなどの材料として合成されます。**

食事から摂ったタンパク質がすべて新しい細胞の材料になるわけではなく、新しい細胞の多くはリサイクル品です。古くなったタンパク質をいったん分解して、新しく合成しているのです。分解されたタンパク質の一部は不要物として排泄されます。排泄された分を、外から取り入れたタンパク質で補っているわけです。**細胞のリサイクルがうまくいくかどうかは、その人の栄養状態に左右されます。**

細胞は核の中にそれぞれの遺伝子をタンパク質の設計図（DNA）として持っていて、自ら新しい細胞を生み出すことができます。

細胞の中でタンパク質の合成を行なっているのがリボソームです。リボソーム自体もリボ核酸（RNA）と多くのタンパク質からなる複合体で、1個の細胞の中に数百万個存在しています。リボソームは安定性が高く長期間使われますが、栄養飢餓のときは細胞がリボソームを分解して新しいタンパク質合成を抑制し、栄養素を生命維持のために回すことが報告されています。

私たちの体内で、**細胞は分解と合成を繰り返し、新しい細胞に置き換わっています。**細胞の代謝サイクルは組織によってさまざまで、皮膚の細胞の寿命は約1カ月、骨の細胞は約5カ月といわれています。なかでも更新のサイクルが速いのは腸管の細胞で、わずか2〜3日で新しい細胞に置き換わります。毎日、栄養素の消化と吸収が行なわれている腸管はつねに元気な細胞でなくてはならないのです。

もうひとつ、細胞の大事な材料が脂質です。

細胞は膜で覆われている構造物です。細胞膜の主成分であるリン脂質は水になじむ親水性と水になじみにくい疎水性の両方の性質を持っています。親水性の部分を外側にして疎水性の部分同士がくっついた脂質二重層のかたちで細胞膜を形成し、細胞の内部と外部を分けているのです。この**細胞膜の材料になるのが、リン脂質やコレステロールなどの脂質です。**

細胞は細胞膜を通して、外部から必要なものを取り込んだり、細胞の中でつくられたものや不要なものを外に出したりします。膜が固いと出し入れがうまくいかず細胞の劣化の原因になってしまいます。そのため、**柔らかくて物質の出し入れがしやすいしなやかな膜であることが、細胞の機能を発揮させるために大切です。**この細胞膜のしなやかさを流動性といいます。コレステロールも膜の流動性を保つために重要な働きをしています。

酵素とホルモン、ビタミンとミネラルの重要性

エネルギー代謝やタンパク質の分解・合成をはじめ、生体活動が正常に行なわれるためには、体内で合成される酵素やホルモン、そして栄養素であるビタミンやミネラルが大きな役割を果たしています。

酵素は、タンパク質の一種で、生体内の化学反応のスピードを高める触媒として働きます。食べ物を消化するときの消化酵素がよく知られていますが、さまざまな化学反応にはそれぞれに作用する酵素があります。複雑な代謝経路が正確かつスムーズに進むのも酵素のおかげです。酵素がうまく働かないと、私たちは健康を保つことができません。**酵素の働きを助ける補酵素としてビタミンやミネラルが機能しています。**

この章でATP産生のプロセスを説明しましたが、ビタミンB群は、糖質、タンパク質、

脂質のATP産生のプロセスのすべてに補酵素として働いています。また、1980年代にビタミンAやビタミンDが遺伝子発現の調節に関わっていることが明らかになり、栄養素による遺伝子発現制御のしくみについての研究がさかんになりました。

ホルモンは、体の外部や内部からの情報に反応して分泌される生体内情報物質の総称です。体調をコントロールするホルモン、成長や生殖に作用するホルモンなど、さまざまなホルモンがつくられており、自律神経と連動して働いて体のホメオスタシスを維持しています。**ホルモンの分泌にもビタミン、ミネラルが大きく関わっています。**

ストレスに対して分泌されるアドレナリンやコルチゾールもホルモンのひとつです。コルチゾールは抗ストレス作用、抗炎症作用などの役割を持ち、糖質以外の物質から糖エネルギーをつくり出す糖新生を促進させるホルモンでもあります。

また、私たちの体には、余った糖を肝臓や筋肉にグリコーゲンとして貯めておくしくみがあります。これを促進するのがインスリンというホルモンです。だから糖質を摂るとインスリンが急激に分泌されるわけです。インスリンは高くなった血糖値を下げる調節機構として知られていますが、それは結果であって、糖が体に入ってきたら貯蔵しておこうと働くのが本来のインスリンの機能の目的なのです。

酵素やホルモンは体内で合成できますが、ビタミンやミネラルは外部から取り入れなくてはなりません。欠乏するとさまざまな病気や障害が起こります。年齢を重ねるにつれて体の生化学反応は低下していきます。そのため、食事とともに必要に応じてサプリメントで補っていく必要があります。特に、ミネラルは食品添加物の影響で吸収阻害を受けることが多く、不足しがちです。最近の日本人の食生活では、亜鉛不足が起こりやすいことが指摘されています。

分子栄養医学は、もともと、ナイアシンやビタミンCの臨床研究から始まりました。近年、医学の基礎研究でも、細胞の老化や機能低下の改善にビタミン、ミネラルの関与が注目されるようになっています。2021年、神戸大学バイオシグナル総合研究センターの研究では、老化ストレスを受けた細胞にビタミンB_2を添加するとミトコンドリアのエネルギー産生機能が増強されることが報告されました。今後、ビタミンB_2と老化抑制の関係がさらに明らかになれば、食事やサプリメントによって分子レベルのアンチエイジングが期待できるかもしれません。**細胞の老化や酸化を防ぎ、代謝や免疫など細胞機能を活性化させるために、ビタミンやミネラルの機能を積極的に活用していきたいものです。**

この章では、細胞という基本単位によってできている私たちの体についてお話ししました。そして栄養が、細胞にエネルギーを与え、細胞を更新する材料となり、細胞の働きを調節して、細胞の機能を最適化する鍵であることを見てきました。次章では、慢性炎症や腸内環境の悪化など、複数の要因が積み重なって細胞の機能が低下してしまう状態について見ていきましょう。

第4章

不調の背後で何が起こっているのか？

細胞機能の低下が起きるプロセス

私のクリニックには、ぜんそくでお悩みの患者さんがたくさん来院されます。そのなかには糖尿病、高血圧、脂肪肝、貧血、潰瘍性大腸炎、うつ病などの気分障害など複数の疾患を抱えている方も少なくありません。疾患とまでは診断されていなくても、肥満、軽いふらつきやめまい、寝つきが悪い、疲れやすいなど何らかの不調に陥っている方が多いのです。そういった方は、ぜんそくのお薬の効きがあまりよくありません。特に、肥満のぜんそく患者さんは症状が悪化しやすいことは古くから知られていました。ただし、その理由に着目したり、患者さんに肥満を改善しようと指導する呼吸器内科専門医はほとんどいませんでした。

ところが、分子栄養医学の考え方を知ってから、それまではばらばらの情報としてとらえていた患者さんの複数の疾患や不調がひとつにつながりました。前にも書きましたが、ぜんそくはたまたま表面に表れている症状に過ぎず、根本には全身の細胞機能の低下が存在しています。その根本にアプローチしない限り、目の前の症状を薬物治療で抑えても、必ず別の場所で新しい不調が噴き出してしまいます。

細胞機能の低下には、遺伝的要因、環境要因、ウイルスや病原菌、加齢など、自分自身の努力ではどうにもならない要因もありますが、本書では生活習慣、なかでも食事と思考習慣（考え方の癖）を要因として始まる不調について取り上げていきます。さまざまな不調の背後で何が起こっているのでしょうか？

次ページの図「不調を引き起こすプロセス」に示したように、問題のある生活・思考習慣が積み重なると、まず私たちの体に生理的ダメージ（慢性炎症・代謝回転の不具合（体内のタンパク分解）・インスリン抵抗性・活性酸素の発生など）をもたらします。この段階では自覚症状はほとんどありません。

やがて、それらのダメージは相互に悪影響を及ぼし、神経や消化器系、内分泌系など体内システムの働きを阻害していきます。細胞レベルでみると、エネルギー（ATP）をつくるミトコンドリア、細胞を維持する細胞膜、タンパク質を合成する遺伝子の機能が

不調を引き起こすプロセス

生活習慣による根本要因

- 食事
- 思考習慣（考え方の癖）
- 飲酒や喫煙
- 運動不足
- 睡眠不足

↓

生理的ダメージ

- 慢性炎症
- 代謝回転の不具合（タンパク分解）
- インスリン抵抗性
- 活性酸素

↓

体内システムへの影響

- 臓器レベル
  脳神経　肝臓　消化管
  内分泌（副腎・甲状腺）
- 細胞レベル
  ミトコンドリア
  細胞膜　DNA

↓

さまざまな自覚症状

- 肥満　▸高血糖　▸疲労
- 便秘・下痢　▸皮膚トラブル
- 頭痛　▸冷え　▸食欲不振
- 不眠　▸起きられない
- うつ、不安　▸アレルギー

ほか、さまざまな不調

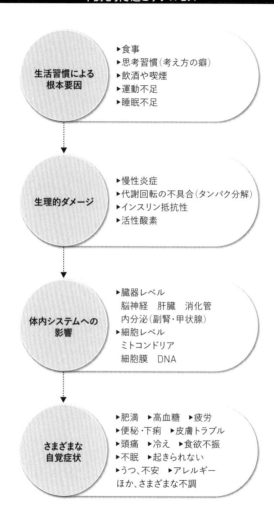

低下していきます。その結果としてさまざまな不調が自覚症状として表れてくるのです。

生理的ダメージと体内システムの機能不全は複合的に影響し、負の相乗効果をもたらします。この章では、それらのメカニズムについて詳しく見ていきましょう。そして、不調の根本要因を栄養によってどのように解決していくべきかをお伝えします。

細胞をじわじわと傷つける慢性炎症

✦──急性炎症は正常な免疫反応

何かの痛みや不調で受診すると「〇〇〇の炎症ですね」と診断されることがよくあります。皮膚のトラブルは「皮膚炎」、口の中の粘膜が傷ついたら「口内炎」、細菌やウイルスで肺に炎症が起これば「肺炎」。外傷、やけどによって起こるのも炎症です。

炎症という現象そのものは自然な免疫反応です。体内に入ってきた異物や死んでしまった自分の細胞を排除して、生体内のホメオスタシス（恒常性）を維持するために起きます。発熱や痛み、赤く腫れたりするのが炎症です。

体内で異物が感知されると、免疫系の細胞から炎症性サイトカインというタンパク質が放出されます。炎症性サイトカインは「炎症を起こせ」という指令です。指令を受け取った白血球などの免疫細胞は活性化し、炎症を起こします。しかし炎症がずっと続くと生体に負担がかかるので、しばらくすると、今度は抗炎症性サイトカインが放出されて炎症は抑制されます。このとき副腎からはコルチゾールというホルモンが分泌されます。通常、炎症は、炎症性サイトカインと抗炎症性サイトカインのバランスによって、適切にコントロールされています。一過性のケガや感染症などによる急性の炎症反応は、このメカニズムによって、炎症を起こした原因が除去されると一定期間でおさまります。

◆──慢性炎症は正常な細胞を傷つける

ところが、慢性炎症はやっかいです。体内の細胞が、持続的に何らかのストレスにさらされたり傷つけられたりすると、それに反応して、弱い炎症性サイトカインが放出され続けます。急性炎症のときのような自覚症状はありません。**原因がなかなか除去されないため、いつまでもだらだらと炎症が続き、体の中で小さなボヤが燃え続けている状態なのです。**

炎症が慢性化すると正常な細胞まで傷ついていきます。炎症は体のどの部分でも起こりえますが、たとえば動脈で慢性炎症が起きると、血管の壁がどんどん硬く厚くなっていき、動脈硬化を引き起こします。最終的には血流が詰まりやすくなって、脳梗塞や心筋梗塞を発症します。他にも、慢性炎症が関与している病気には、糖尿病、脂肪肝などの生活習慣病、潰瘍性大腸炎などの消化器系疾患、がんなどさまざまな病気があります。

ぜんそくも気道の慢性炎症が引き起こす病気です。炎症によって気道の粘膜が過敏になり、健康であればなんでもないホコリやタバコの煙などのわずかな刺激で発作が起きてしまいます。発作が起きていないときでも、炎症はつねに起こっているのです。

慢性炎症は、各臓器の機能不全を起こすだけでなく、栄養のバランスも崩してしまいます。正常な状態であれば寿命で入れ替わる分だけの細胞をつくればいいので、栄養素は本来の機能を発揮するために有効に使えます。しかし炎症が起きている場所の細胞がどんどん破壊されていると、壊れた細胞を修復する材料がたくさん必要になります。当然、栄養素は不足します。

そして、慢性炎症が起きていると、炎症を抑えるためにコルチゾールが副腎から分泌され続けます。コルチゾールについてはのちほど詳しくご説明しますが、抗炎症作用だけでなく、自律神経の調節、糖新生などの代謝機能にも作用する重要なホルモンです。

コルチゾールの分泌過剰や分泌不全が起きると、不眠症やうつ、低血糖などにつながってくるのです。

このように、慢性炎症は万病のもといっても過言ではありません。

◆──慢性炎症、インスリン抵抗性、活性酸素、代謝回転の不具合との相関関係

炎症が慢性化するメカニズムについては、まだ明らかになっていないことが多いのですが、きっかけのひとつとして挙げられるのは肥満です。

私たちの体は余ったエネルギーを中性脂肪の形にして蓄えています。**肥満があると、肥大化した脂肪細胞の一部が死んでしまい、それに免疫系が反応して脂肪組織が慢性炎症を起こすと考えられています。**さらに困ったことに、慢性炎症によって、血糖値を下げるホルモンであるインスリンの効きめが悪くなるという負の効果が表れます。これをインスリン抵抗性といいます。

この章の初めにも書いたように、肥満のぜんそく患者さんは肥満ではない人と比べると症状が悪化します。このことは、ぜんそくの予防管理ガイドラインにも記載されてい

ます。体内にボヤがずっと続いている状態なので、ちょっとした火種が加わるとバーッと燃えさかってしまうのです。しかし、なぜそうなのか？　肥満とぜんそくの相関関係に着目したアプローチはほとんどなされていませんでしたし、患者さんに「太っているとぜんそく発作がひどくなりやすいんですよ。少しやせましょう」と積極的に指導する呼吸器内科医もいなかったのです。

私は分子栄養医学を学ぶようになってから、肥満とぜんそく、そして慢性炎症との関係を再認識しました。そして、患者さんの栄養の改善からアプローチすることは、ぜんそく治療にとって不可欠だ

肥満が引き起こす慢性炎症

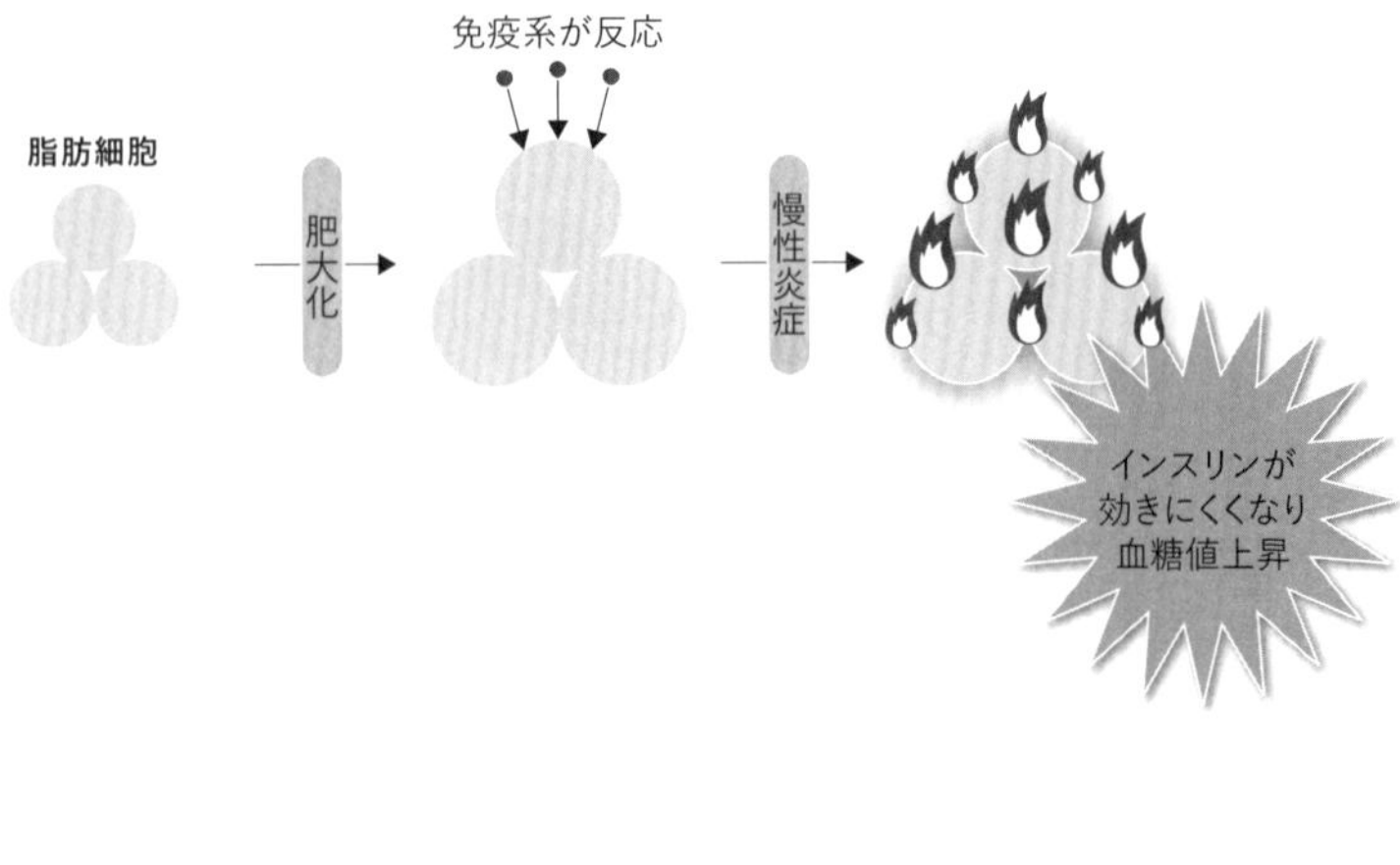

という結論に達しました。

他にも慢性炎症と密接に関係するのが酸化ストレスです。

酸化ストレスとは、活性酸素によって細胞が傷つけられることです。第3章で、私たちの体が食べ物とともに酸素を取り入れてエネルギーを産生するしくみを説明しました。この体内の酸素の数%が活性酸素に変化します。活性酸素は免疫機能など重要な働きをしますが、増えすぎると酸化ストレスによって細胞がダメージを受けてしまいます。体内には増えすぎた活性酸素を分解する抗酸化作用がそなわっています。しかし、酸化ストレスが抗酸化作用を上回ると老化や炎症を誘発します。

そして、ダメージを受けた細胞を修復するためには、多くの栄養素とエネルギー(ATP)を必要とします。この栄養素とエネルギーが充分摂れていないと、第3章で述べたタンパク質の代謝回転、細胞のリサイクルがうまくいきません。結果的に「タンパク異化」と呼ばれる、分解が優位な状態になってしまいます。

肥満にしても酸化ストレスにしても、食生活の問題、運動不足、喫煙や飲酒、生活リズムの乱れなどの生活習慣によって引き起こされます。

腸内環境の悪化は全身の免疫機能を低下させる

✦――栄養素を吸収する臓器、腸の大切な働き

慢性炎症と同様に万病のもととされているのが腸内環境の悪化です。

腸を含む消化管は、口からスタートして肛門まで続く一本の長い管で、体内にありながらもつねに体外とつながっています。簡単に食べ物のルートを追ってみましょう。

食べ物はまず胃の中で、胃酸や消化酵素によってある程度ドロドロの状態に消化され、十二指腸へ送られます。十二指腸で胆汁や膵液によってさらに分解され、小腸へ送られます。

最終的に、糖質はグルコース（ブドウ糖）やフルクトース（果糖）に、タンパク質はア

ミノ酸に、脂質は脂肪酸やグリセリンに分解されます。そしてほとんどの栄養素は小腸で吸収され、毛細血管やリンパ管を通って全身へ送られていきます。小腸で吸収しきれなかったものが大腸まで到達し、最終的に便となって排泄されます。

大きく分けて腸には次の働きがあります。

腸の主な働き

▼栄養素を吸収する働き（主に小腸）
▼有害物質をブロックする働き（小腸・大腸）
▼健康に影響を与える腸内細菌の働き（主に大腸）
▼自律神経を通じて脳と相関する働き（小腸・大腸）
▼便をつくって排泄する働き（大腸）

栄養素を吸収する腸管の細胞は、他の臓器や組織と比べて格段に代謝サイクルが速く、2〜3日で新しい細胞に置き換わります。そして、有害なものを体内に侵入させないように、腸には全身の免疫細胞の約7割が集まっています。腸の粘膜の表面は、免疫グロブリンA（IgA）という免疫物質で覆われ、ウイルスや有害物質を体内に入れないように守ってくれています。また、腸には、脳の次に神経細胞が集中しています。自律神経系を通じて脳と腸がつながっている「脳腸相関」のネットワークが注目されています。

そして、腸内には、約千種類、100兆個ともいわれる多様な細菌の集団がいます。これを腸内細菌叢といい、9割以上が大腸にすみついています。細菌は通常なら免疫によって排除される異物ですが、腸内細菌は私たちの体の役に立つ働きをしてくれるため共存が許されているのです。腸内細菌は、私たちが食べたものの消化物をエサにして増殖し、その代謝過程でさまざまな物質をつくり出します。

善玉菌は、腸内のpHを弱酸性に保ち、消化物を発酵させて短鎖脂肪酸という物質をつくります。短鎖脂肪酸は、腸壁の細胞を覆う粘膜層を丈夫にして異物の侵入を防いだり、体にいいホルモンの分泌を促進したり、心身の健康に貢献していることがわかってきました。一方、悪玉菌はアルカリ性の環境を好み、消化物を腐敗させて毒素をつくり出しますが、悪さをするだけでなく、動物性タンパク質を分解して便をつくる働きもします。さらに、環境しだいでどちらかに傾く日和見菌もいます。善玉菌が2割、悪玉菌が1割、残りが日和見菌というバランスで、善玉菌が優勢になっている腸内環境が理想とされています。

◆──腸内環境が悪化すると炎症物質を取り込んでしまう

腸内環境が悪化すると、腸の免疫力が落ち、体にとって有害なものが体内に入ってきてしまいます。そうなると、いくら体によいものを食べても意味がありません。ですから、当院の栄養カウンセリングでは、最初に「まず腸内環境をよくしましょう。すべてはそこからです」とお話ししています。

特に問題なのは、リーキーガット（腸もれ）症候群という腸トラブル。これは腸の粘膜が傷つけられて腸壁の細胞と細胞の間に隙間があき、有害物質が体内に侵入してしまう状態です。腸もれを起こす原因は、悪玉菌のつくり出した毒素、腸の上皮細胞の代謝サイクルがうまくいっていないなど、いろいろです。小麦に含まれるグルテンや乳製品に含まれるカゼインなどは、腸の粘膜に刺激を与えるので、毎日摂り続けると腸壁が傷害され、リーキーガット症候群を起こします。

リーキーガット症候群になると、炎症を引き起こす有害物質が腸の壁の隙間から血管内に入ってしまうため、全身の臓器に運ばれて、そこで炎症を起こすことになります。

このように、**腸内環境の悪化は慢性炎症を引き起こすのです。**

また、私たちの体にとって、食べ物として入ってくるタンパク質は異物なので、アミノ酸レベルに分解して吸収されなければなりません。腸が健康であれば問題ないのですが、リーキーガット症候群になると、完全に消化しきれていないタンパク質が腸壁を通過してしまいます。これはアレルギー疾患増悪《ぞうあく》の原因になります。だからこそ、**ぜんそくのような慢性疾患を持つ患者さんは腸内環境を改善することが不可欠であり、腸壁を傷害するグルテンやカゼインなどの習慣的摂取は避けなくてはいけません。**

◆──毎日健康な便を出せていますか？

自覚症状のない慢性炎症にくらべると、腸内環境が正常かどうかは、お通じの状態である程度判断がつきます。毎日1回お通じがあること。便の状態は、硬すぎもせず柔らかすぎもしないバナナのような形状で1、2本しっかり出ていれば、腸がしっかり働いている証拠です。ちなみに、便の7割程度は水分で、残りのほとんどは腸内細菌の死骸や古くなった細胞です。ちゃんと食べているのに便がちょっとしか出ないという人は、要するに腸内細菌が少なく細胞の新陳代謝がうまく回っていないということです。

現在、バナナ状の理想的な便が毎日出ている人がどれだけいるでしょうか？　分子栄養医学では、口から食べる栄養素こそが、最終的に排泄される便の健康に直結していると考えています。腸内環境がよくなるということは、あらゆる不調の改善にとって最初の入り口なのです。

低血糖や不眠を引き起こす慢性ストレス

◆──ストレスに対抗するホルモン、コルチゾール

副腎は、左右の腎臓の上にある小さな臓器ですが、ストレスに対応するためのホルモンを分泌している重要な臓器です。

心身にストレスを受けると、私たちの脳は視床下部から下垂体を通して副腎に「ストレスに対抗するホルモンを出せ」と指令を出します。副腎は、内側の副腎髄質と外側の副腎皮質の2つの層に分かれていて、それぞれ別のストレスホルモンを出します。

副腎髄質からはアドレナリン、ノルアドレナリンなどのホルモンが分泌されて、一時的に血圧や心拍数を上昇させます。ストレスに対する緊急の生理反応です。一方、副腎

皮質から分泌されるコルチゾールは、本書でもすでに何度か出てきましたが、糖新生を促進し、血糖値を上昇させる作用や、免疫反応である炎症を抑えたりする働きを持つホルモンです。アドレナリンやノルアドレナリンがストレスに対して戦ったり逃げたりなどの行動を起こすためのホルモンだとすれば、コルチゾールはそのためのエネルギーを高め、態勢を整えるホルモンといえるでしょう。

コルチゾールの主な作用

▼肝臓での糖新生を促進する（脂質やタンパク質から糖エネルギーをつくる）

▼右の作用によって血糖値を上昇させる

▼炎症を抑える

▼ストレスに対抗する

炎症反応を抑えるということは免疫を抑制することですから、血中のコルチゾール濃度が高まりすぎると感染などのリスクも高まってしまいます。そのため、ストレスがやわらいでいくと、コルチゾールの分泌は自然と抑制されるようにコントロールされています。

副腎疲労とは、このコルチゾールの分泌の調節がうまくいかないことによって起きる不調の俗称です。低血糖、強い疲労感、睡眠不足、うつ病など、副腎疲労から起きる症状は実にさまざまです。なぜコルチゾールの分泌調節が狂ってしまうのでしょうか？

◆──慢性化したストレスが副腎を疲労させる

本来、ストレスというのは一過性のもので、ストレスへの防御反応も短期的に完結するものとして生物は進化してきました。ところが私たちの生きる現代社会におけるストレスは、仕事や勉強、経済問題、家族や社会の人間関係、健康問題など、何カ月も、ときには何年も続く長期的なストレスです。このように**長期にわたって毎日のようにストレスを受け続ける事態は、生体にとって想定外であり、対応できないのです。**

慢性化したストレスに対して、脳の視床下部から「コルチゾールを出せ」という指令がずっと出ているので、副腎皮質はコルチゾールを出し続けます。過剰にコルチゾールが分泌され続けることによって、内分泌の調節機構が狂ってきます。「炎症を起こせ」という免疫反応がいつまでも続いてしまう慢性炎症のメカニズムとよく似ています。

腫瘍などによってコルチゾールの過剰分泌が起きる病気をクッシング症候群といい、

高血糖や高血圧などの症状が起きます。そちらも問題ですが副腎疲労で問題なのは、名前のとおり副腎が疲れてしまい、必要なときにコルチゾールが出せなくなることにあります。「コルチゾールを出せ」と脳から指令が来てもプスンと切れたように副腎が反応しなくなってしまうのです。すると日常生活でどんなことが起こるでしょうか？

◆──血糖値が維持できず、エネルギー不足や不眠に

本来、コルチゾールは、毎日の生活リズムに合わせて、自律神経に連動して分泌されています。たとえば朝の起床前にコルチゾールが分泌されて血糖値と血圧が上昇することで、私たちは活動を開始する準備ができるのです。ですから**コルチゾールが正常に分泌されなくなると、起きられません、動けませんという状態になってしまいます。**いわゆる低血糖の状態です。特にもともと筋肉が少ないタイプの人は、副腎疲労によって血糖値が維持できなくなり、低血糖を招きます。病院で一般的な検査をしても原因がわからず、うつ病と診断されることもあります。

そして、ほとんどの場合に慢性炎症や腸内環境の悪化が複合的に関与しています。腸

内環境が悪化している方は慢性炎症を起こすため、コルチゾールが炎症を抑えるほうに使われてしまい、糖新生にまわせなくなってくるからです。**コルチゾール不足が低血糖を招き、低血糖をなんとかしようと副腎ががんばってしまい、ますますコルチゾールが不足する悪循環に陥ってしまいます。**

副腎疲労は不眠も招きます。第3章でご説明したように、睡眠中は、血糖値を維持するために糖新生が行なわれます。このとき、コルチゾールが不足していると、代わりに副腎髄質からアドレナリンが分泌されて血糖値を上げようとします。人間にとって、血糖値の低下は、脳の機能低下をはじめとして、全身の臓器が稼動できなくなる危機を意味します。だからこそ血糖値を下げないように、副腎からつくられるホルモンは基本的にすべて血糖値を上げるようにできているわけです。しかし、アドレナリンは本来、覚醒や興奮のためのホルモンですから、交感神経が刺激されて寝つきが悪くなり、睡眠不足を招いてしまうのです。

血糖値が維持できなくなるとどうなるか？

◆──糖質の摂りすぎが血糖値の乱高下を引き起こす

糖質を取り過ぎることによって、食後の血糖値が急上昇する現象は「血糖値スパイク」と呼ばれます。血糖値スパイクが起きると、急上昇した血糖値を下げるために大量のインスリンが分泌され、その後血糖値は急激に低下します。本来は安定的に維持されるべき血糖値が急激に上がったり下がったりすることで、多くの不調が引き起こされます。

第3章で見てきたように、生存するためのエネルギーであるATPをつくり出すために必要不可欠なのが、血液中のグルコース（血糖）です。ですから私たちの体は、血糖値が低下しないようにつねに一定に維持されるしくみになっています。前項の副腎疲労のところで見てきたように、コルチゾールやアドレナリンなど、副腎から分泌されるホルモンがすべて血糖値を上げるようにできているのもそのためです。子供の成長に欠かせない成長ホルモン、膵臓から分泌されるグルカゴンなども血糖値を上げるホルモンです。

一方、血糖値を下げる作用を持つホルモンは、膵臓から分泌されるインスリンだけです。インスリンの本来の働きは、血糖値が上昇したときに肝臓が糖を取り込みやすくし、余った糖をグリコーゲンに変換して貯蔵するのを促進することです。それが結果的に血糖値を下げる働きになっているわけです。

本来、食後の血糖値の上昇は140mg/dl程度までが正常です。その後、インスリンの作用で血糖値はゆるやかに下がって、食後2時間が過ぎると空腹時の値に戻ります。ところが、大量の糖質を摂取してしまうと、血糖値が急上昇し140mg/dlを超えます。膵臓はあわててインスリンを大量に分泌し、今度は血糖値が下がりすぎてしまいます。低血糖は生命にとって危険のサインですから、なんとか血糖値を上げようと、アドレナリンやコルチゾールなどの血糖値を上げるさまざまなホルモンが分泌されます。このように血糖値の乱高下によって、血糖値を下げるホルモンと上げるホルモンが大量に分泌されてしまうのです。

◆──糖尿病は血糖値スパイクの最終結果

なぜ血糖値スパイクが問題なのでしょうか？

日頃から炭水化物中心の食事、砂糖が入った間食や飲料、アルコールなどで過剰な糖質を摂り続けていると、たえまなく体内に入ってくる糖に対して、膵臓はつねにインスリンを分泌し続けることになります。しかし、人間の進化の歴史では、とぼしい食べ物でいかに血糖値を維持するかが最も重要な課題だったのです。膵臓がこんなにインスリンを出さなければいけない事態はかつてありませんでした。そのため、膵臓にはインスリンを分泌し続ける能力はなく、徐々に疲弊して食後に適切な量のインスリンを分泌できなくなってしまいます。副腎疲労でコルチゾールが分泌できなくなったのと同じ状況です。

また、つねに過剰量のインスリンが分泌されていると、インスリンの効きが悪くなる「インスリン抵抗性」が起きてきます。そして、脂肪肝があるとインスリン抵抗性が増悪《ぞうあく》します。肝臓に中性脂肪がたまる脂肪肝は、いわゆる内臓脂肪型の肥満ではない人やお酒を飲まない人でも起こります。軽度の脂肪肝は、超音波やＣＴなどの画像検査では認識できず、一般的な健診で行なわれる肝機能検査の基準値では正常範囲と判断されてしまうため見つかりません。腸内環境の悪化や慢性炎症があると肝臓に中性脂肪がたまりやすくなるので、脂肪肝を合併します。

生活習慣病として知られる２型糖尿病は、連続する血糖値スパイクによって血糖値がコントロールできなくなった最終的な状態です。はじめに糖質の過剰な摂取によって大量のインスリンが分泌され続けた結

血糖値スパイク

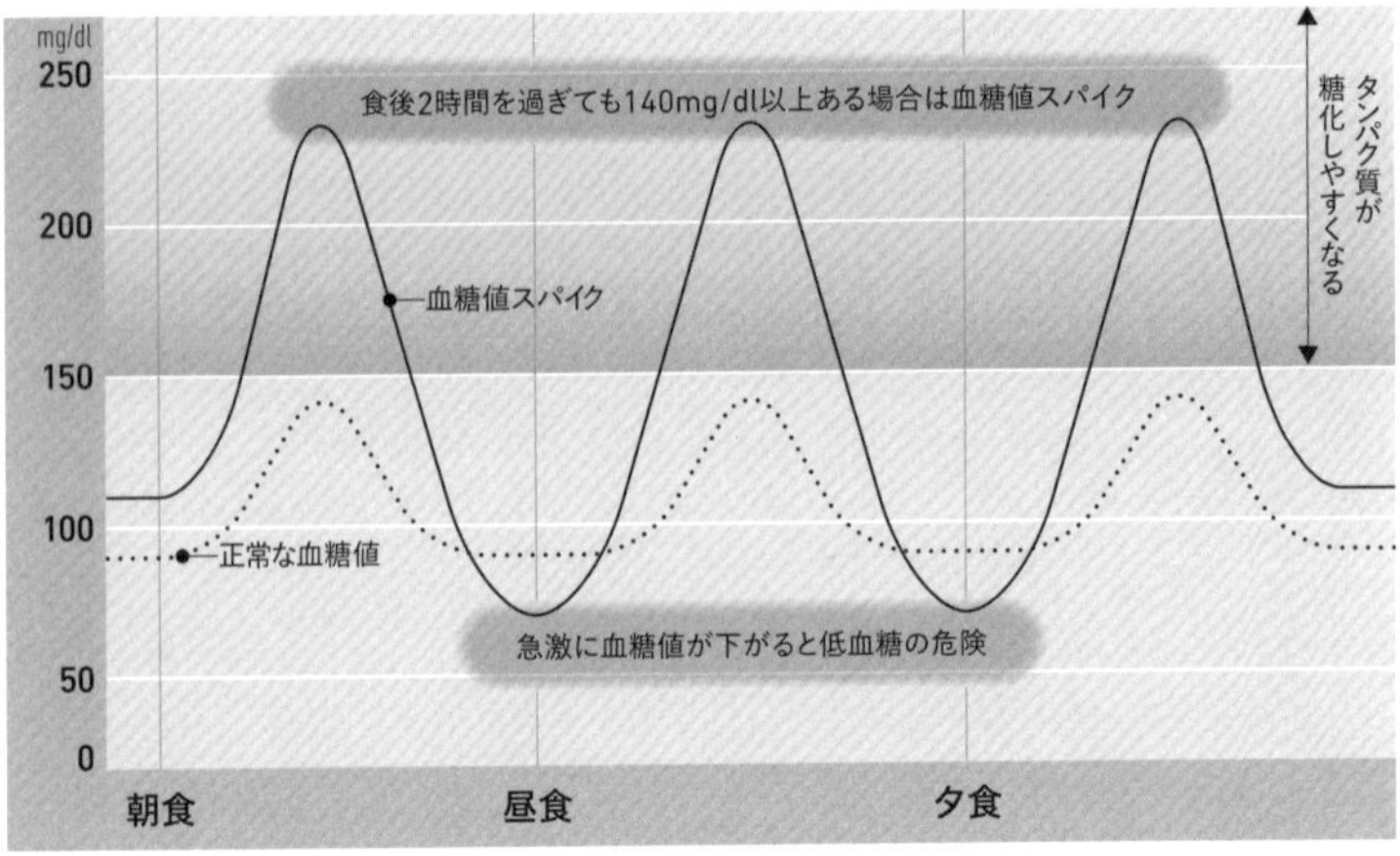

果、インスリン抵抗性が生じます。その後、膵臓が疲弊しインスリン分泌が低下してくることによって、自力で血糖値コントロールができなくなります。

血糖値スパイクが起きる食生活を続けていると、他にも多くのリスクが生じます。血糖値の急激な上昇で活性酸素が大量に発生すると、血管壁の細胞が傷つけられ、動脈硬化が進行し、心筋梗塞、脳梗塞などのリスクが高まります。また、体内で合成されたタンパク質に糖がくっついて劣化してしまう「糖化」という現象が起き、細胞の機能が低下します。

◆──初期の血糖値スパイクは健診では見つけられない

食後2時間を過ぎても血糖値が140mg/dl以上ある場合には、血糖値スパイクが起きていると考えられます。しかし、通常の健康診断では初期の血糖値スパイクを見つけることができません。空腹時の血糖値やHbA1c(血糖とヘモグロビンが結合した糖化ヘモグロビンの割合)しか検査しないからです。血糖値スパイクの初期の段階の人はまだ、空腹時の血糖値やHbA1cの数値は正常値であるため見過ごされてしまうのです。

血糖値スパイクを起こしている方の自覚症状としては、食後の強い眠気、冷や汗、めまいやふらつきなどが挙げられます。思い当たる人は糖質過剰の食事を改善する必要があります。

私のクリニックには、血糖値スパイクを起こしているぜんそく患者さんが多く来院されます。また、女性の方では筋肉量が少なく副腎疲労を起こして低血糖になっている方も多く、エネルギー不足で朝なかなか起きられない、昼間は疲れやすい、夜は眠れないなどの不調に悩んでいます。

血糖値は高すぎても低すぎてもよくありません。分子栄養医学の考え方では、空腹時血糖で90mg/dlから100mg/dlくらいで安定しているのが理想です。

食生活を変えるのは何のためか？

ここまで、慢性炎症や腸内環境の悪化、ストレスや糖質過剰によって血糖値が維持できなくなる現象についてお伝えしました。これらの問題は、それぞれが相互に影響して負の連鎖となり、どれが原因で何が結果か判断がつきにくいかたちで不調を呼び込んでいます。しかし、根本はつながっています。負の連鎖を正しいサイクルに変えることができればいいのです。血糖値が安定すれば副腎の負担も少なくなりホルモンバランスが安定します。腸内環境がよくなれば有害物質が体内に取り込まれることもなく、慢性炎症のリスクも減っていきます。

そのためには、習慣を変えることです。

飲んですぐ効く特効薬はありません。薬物治療は、表面に表れている症状を抑えることはできますが、根本的な解決にはならないのです。根本的な解決は、毎日の食事、適度な運動、睡眠、お酒やタバコなどをやめる、自分でコントロールできることに思考を集中させて余計なことでくよくよ悩まないなど、生活・思考習慣そのものを改善していくしかありません。習慣の改善なしに、薬物治療を続け、サプリメントや健康食品を摂っていても、残念ながら病気は悪化していってしまうのです。

このようにいうと、なんだか大変だな？　そこまでしなくてはいけないのかな？　と後ろ向きな気持ちになってしまう方もいるかもしれません。ではこう考えてみたらどうでしょう？

あなたの大切なものは何でしょう？　家族。友人関係。仕事。趣味。実現させたい夢。何事もない日常。その大切なものと共に生きていくには何が必要でしょうか？　時間やお金も大事ですが、健康であることが大前提ではないでしょうか？

もちろん、健康を維持することにもお金がかかります。ですが、習慣を変えるのは、高い医療費をかけて手術することを考えれば、ずっと安上がりです。習慣を変えるというのは、誰のためでもなく、誰に命令されることでもなく、自分が自分のためにできる最高の投資であり、最高のマネジメントではないでしょうか？

栄養を改善するための基本方針

私のクリニックでは、患者さんにこんなふうになっていただきたいと考えて栄養カウンセリングを行なっています。

栄養カウンセリングの目的

①腸内環境を改善し血糖値を安定させ、炎症を起こしにくい体になる
②脂質中心のエネルギーで活動し、筋肉の分解を防ぐ
③ストレスから解放され、前向きな気持ちで生きる

この3つを達成することで、細胞の機能の最適化を図ります。

1番目の「腸内環境を改善し血糖値を安定させ、炎症を起こしにくい体になる」については、この章で詳しく見てきたように、腸内環境を改善し、慢性炎症、血糖値スパイクを減らしていくことです。副腎疲労の改善も含まれます。

2番目の「脂質中心のエネルギーで活動し、筋肉の分解を防ぐ」、これは、糖質摂取によるATP産生の割合をなるべく少なくして、体内の脂質（中性脂肪）を燃やしてATP産生の回路をまわしていくことです。生存のためのエネルギー（ATP）の確保は大前提です。エネルギー不足になると筋肉が分解され、体のエネルギーづくりの材料として使われてしまいます。それを防ぐために、脂質、タンパク質、ビタミン、ミネラルをしっかり摂らなければなりません。

1番目と2番目は、毎日の食事を変えることではっきりと効果が出ます。

3番目の「ストレスから解放され、前向きな気持ちで生きる」は、自分でコントロールできることに思考を集中させて、未来志向で生きるために選択理論心理学の考え方をお伝えしています。

では、どのように毎日の食事を改善していくべきでしょうか？　実際の栄養カウンセリングでは、個人の体調や年齢、性別、運動量やライフスタイルによってきめ細かく指導しますが、基本方針となる考え方を以下に示します。

◆糖質を控える

基本は、糖質の摂取量を減らすことです。

食べ物としての糖質の種類は、ご飯やイモ類に含まれるデンプンなどの多糖類、ショ糖や麦芽糖のような二糖類、ブドウ糖や果糖などの単糖類などがあります。ほとんどの糖質は体内で糖代謝に入ると最終的にはグルコース（ブドウ糖）に分解されます。

糖質は、タンパク質や脂質に比べて消化・吸収されるスピードが速く、すぐに血糖値を上昇させます。だからこそ即効性のあるエネルギー源として優秀なのですが、現代の生活では糖質摂取が過剰になりすぎて、多くの不調の原因になっています。血糖値スパイクのところでも触れたように、血糖値が急上昇して肝臓が処理しきれない糖がタンパク質と結びついて糖化してしまう現象があります。糖化したタンパク質はAGEs（最終糖化産物）と呼ばれ、皮膚や血管などの細胞を老化させる原因になります。

食事で糖質を摂取する場合には、精製された白米は吸収スピードが速いので、食物繊維が豊富に含まれた玄米、雑穀米、あるいはもち麦をまぜる食べ方を推奨します。小麦を原材料にしたパンや麺類は、グルテンが腸に悪影響をもたらすため、控えてほしい糖質です。砂糖の主成分であるショ糖はデンプンに比べると格段に吸収が早いので、甘いものもなるべく控えてください。

当院の栄養カウンセリングでは、ぜんそく患者さんの場合、原則として糖質は1日100gまでという基準で指導しています。とはいえ、運動を習慣的に心がけている人とそうでない人、体の大きい人と小さい人とでは必要とするエネルギー量が違います。個人差や体調を考慮して、その人に適した糖質量をそのつど決めています。

これまで糖質の多い食生活をしていた人は、いきなり糖質を大きく減らすと血糖値を維持できなくなるおそれがあります。したがって、様子を見ながら慎重に進める必要があります。糖質を減らす目的はあくまでも血糖値を安定させ、糖質依存のエネルギー代謝から脱却することにあります。低血糖に陥ってフラフラになっては、元も子もありません。

糖質を控えていただくのと同時に、タンパク質・脂質中心のおかずをしっかり摂ることが大切です。

◆──おかずが主食と考える

ご飯が主食という固定観念を捨て、おかずこそが主食であるという逆転の発想をしてください。食べる順番もまず野菜、次に肉や魚を食べ、ご飯は最後に少しだけにすると食後の血糖値の上昇がゆるやかになります。

これまで見てきた代謝やホメオスタシスのメカニズムを正常に機能させるために、細胞の質、酵素、ホルモンなどの調節がどれだけ大事かおわかりいただけたと思います。それらの材料となるものがタンパク質や脂質であり、酵素やホルモンの働きを助けるのがビタミン、ミネラルです。基本は、体重1kgに対して1.5gのタンパク質を摂ることです（BMIで肥満に該当する人の場合は標準体重で計算すること）。肉、魚、卵などのタンパク質と良質な脂質を適度に使った主菜で体に満足感を与えます。そして、豆類や海藻類、発酵食品などを取り入れた副菜や汁物、もちろん野菜もしっかり使って、ビタミン、ミネラル、食物繊維を摂ることです。

塩分については、よほどの高血圧でない限りはあまり神経質になる必要はありません。ご説明したような食事に改善し、運動を習慣的に行なうと、体脂肪は減少し筋肉質な身体に変わって血圧は下がってきます。

◆良質な脂質を摂る

肥満や高脂血症などを心配して、脂質を積極的に摂ることにためらいを感じる方も多いようです。しかし脂質は重要なエネルギー源であり、細胞膜の材料になる栄養素です。

そもそも私たちの体は、糖質にしてもタンパク質にしても余ったエネルギーは基本的に脂質(中性脂肪)に変換して蓄えています。糖質やタンパク質のカロリーが1gあたり4キロカロリーなのに対して、脂質は1gあたり9キロカロリーと倍以上あり、とても効率のいいエネルギー源です。糖質を食べても脂質を食べても、食べ過ぎれば中性脂肪が増えていくのは変わりません。むしろ、消化スピードが速く血糖値を上げやすい糖質のほうが、肥満や炎症の要因になりやすいのです。

大切なのは、体にいい脂質を選び、その機能を積極的に利用すること。そして体に悪い脂質を極力摂らないことです。体に悪い脂質とは、古くなって酸化した油、加熱しすぎた油、トランス脂肪酸などです。なお、脂質の機能は中性脂肪に含まれる脂肪酸の成分によってさまざまで、動物性脂肪だからいい悪いという単純な評価はできません。脂肪酸の種類については次の章で詳しく見ていきます。

◆──コレステロールの多い食べ物は大きな問題ではない

コレステロールは脂質の一種で、その多くは肝臓で合成されます。動脈硬化を引き起こすとして悪者扱いされてきましたが、コレステロールそのものは私たちの体にはなくてはならないものです。コレステロールは細胞膜や、コルチゾールなどの副腎皮質ホルモンの材料になる重要な物質です。体内で合成されるビタミンDの材料もコレステロールです。

動脈硬化は、ＬＤＬコレステロールのごく一部が酸化して血管壁に炎症を引き起こすことによって進行します。一般的な血液検査では酸化したコレステロールだけを抽出して測定できません。そのため、ＬＤＬコレステロールのすべてが悪玉というイメージになっていますが、それは間違いです。そして、コレステロールのほとんどは肝臓で合成されるため、コレステロールを多く含む食べ物を食べることが血中コレステロール値上昇の原因になるわけではありません。体内のＬＤＬコレステロールの増加や酸化を防ぐには、糖質や質の悪い脂肪酸（トランス脂肪酸など）の摂取を控えることが大事です。

◆――食物繊維をしっかり摂る

腸内環境の重要性が明らかになっていくにつれて、便通を改善し腸内細菌のエサとなる食物繊維の価値が見直されてきました。現在は第６の栄養素といわれるほどです。

食物繊維には、不溶性食物繊維と水溶性食物繊維があります。不溶性食物繊維は水に溶けにくく、腸の蠕動運動をうながしてお通じを改善します。穀物や豆類、野菜に含まれるセルロース、キノコ類に含まれるキノコキトサンなどです。ただし腸内で水分を吸収してしまうので、便秘がちの人はかえって便が出にくくなることがあります。

今注目されているのは水溶性食物繊維です。腸内細菌のエサとなるのはこちらのほうで、腸の免疫力を高め、腸内環境を弱酸性に保つ短鎖脂肪酸をつくる善玉菌の栄養源となります。さらに、水溶性食物繊維は水に溶けると粘りが出て、消化管の中をゆっくり移動していくことで、糖質の吸収スピードを遅らせて血糖値の上昇を抑える効果があります。コンブやワカメなど海藻類に含まれるアルギン酸、こんにゃくに含まれるグルコマンナン、ナメコに含まれるβ-グルカンなどがあります。

最後に、出来合いの食べ物を減らして手づくりすることをおすすめします。毎日、毎食の手づくりはむずかしいかもしれませんが、1日1食は自分の手で手づくりするのが理想です。

細胞を劣化させるものを食べないという選択

根本的な栄養改善のためには、何を食べるかも大事ですが、それよりもまず、何を食べないほうが身体によいのかを理解し、避けたほうがいい食べ物をできるだけ食べないことに取り組むほうが優先です。

原則として糖質を控えることは前項でもお伝えしたとおりです。それ以外にも、細胞の機能を劣化させる食べ物や飲み物についてここにまとめておきましょう。

✦——栄養の質を低下させる超加工食品

近年、「超加工食品」という概念が注目されています。ブラジル・サンパウロ大学公衆衛生学部の研究者らが提唱した考え方で、食品を「未加工あるいは最低限の加工をした食品」「基本的な加工食品」「中程度の加工食品」「超加工食品」の4段階に分け、工業的な加工レベルが非常に高い加工食品を超加工食品と呼びます。このように食品の加工レベルに注目する考え方は、分子栄養医学の創始者エイブラム・ホッファーの主張にも通じるものです。

欧米では、超加工食品の研究が進んでおり、肥満やがんのリスクなどとの関連を認める研究結果も出されています。日本では、2023年に東京大学大学院の社会予防疫学分野の研究グループが、日本人の超加工食品の摂取量と個人的特性との関連調査を発表しました。この調査は超加工食品の影響について踏み込んだものではありませんが、若い人や喫煙者ほど超加工食品の摂取量が高いことがわかっています(「超加工食品の摂取量は年齢や喫煙状況によって異なるか?~日本人成人における超加工食品の摂取量と個人的特性との関連~」東京大学大学院医学系研究科公共健康医学専攻社会予防疫学分野)。

超加工食品に該当するものとして、清涼飲料水、ファストフード、スナック菓子、ソーセージやハム、カフェイン、アルコール、マーガリンなどが挙げられます。これらを避けるべき理由について、以下でご説明します。

✦—清涼飲料水、乳酸菌飲料は糖のかたまり

ジュース、炭酸飲料、スポーツドリンク、最近流行のエナジードリンクなど市販の清涼飲料水には、砂糖、ブドウ糖果糖液糖などの異性化糖、人工甘味料などが入っています。低温だと甘みを感じにくくなるため、冷たい飲料には特に大量の甘味成分が投入されているのです。

異性化糖は、ブドウ糖と果糖を混ぜた甘味料で、トウモロコシやサツマイモなどのデンプンに酵素を加えて果糖をつくり出しています。天然由来のため食品添加物とされていませんが、砂糖よりも安価につくることができて甘みも強いので、多くの飲料製品に使われています。しかし、異性化糖が血糖値を上昇させるスピードは砂糖以上です。果糖の割合によって、「ブドウ糖果糖液糖」「果糖ブドウ糖液糖」「高果糖液糖」などの名称で表示されています。飲料を買うときに確認してください。

乳酸菌飲料にもこれらの糖質はかなり入っています。健康のために乳酸菌飲料を毎日

飲んでいる人がいますが、毎日相当な量の糖を摂取していることになります。カフェで紅茶などと一緒に出てくるガムシロップも異性化糖が主成分ですのでご注意ください。

化学合成された人工甘味料は血糖値には影響しませんが、糖代謝に悪影響を与え、肥満や糖尿病のリスクとなります。

◆──精製された糖質に注意する

穀物では小麦粉や白米、甘味料では上白糖やグラニュー糖など精製された砂糖に注意しましょう。精製とは、天然原料から不純物を取り除いて目的物質の純度を高めることです。食べやすさや加工・保存のしやすさのためにさまざまな精製食品が流通しています。しかし、精製の度合いが高いほど、もともと自然界にあったものから離れていきます。食物繊維やビタミン、ミネラルなどの栄養素が失われているばかりか、血糖値を急激に上げてしまうため、なるべく控えめにしたい食材です。

砂糖の主成分であるショ糖(スクロース)はブドウ糖と果糖が結合した糖です。ご飯やイモ類などに含まれるデンプンに比べて構造が単純なので、すぐに体内に吸収されて肝臓で中性脂肪に変換されます。砂糖の摂りすぎは、脂肪肝や高脂血症を引き起こします。砂糖はお菓子だけでなく、いろいろな加工食品に含まれています。そのため、自分では甘いものを食べていないと思っていても、知らず知らずのうちに摂取しています。加工食品のパッケージには原材料、添加物を表示することが法律で義務づけられています。自分が食べるものに何が含まれているかに注意して、確認することが大切です。

✦──腸に負担をかけるグルテンとカゼイン

タンパク質を積極的に摂るのが分子栄養医学の原則ですが、毎日同じタンパク質を繰り返して摂ることは遅延型アレルギーを引き起こすため、おすすめできません。

なかでも、グルテンとカゼインは本章で述べたように、特に毒性が高く注意が必要です。グルテンは小麦に含まれるタンパク質の一種で、小麦粉に水を加えてこねたときに生まれる弾力のもとになる成分です。カゼインは乳タンパク質の一種で、牛乳から乳脂肪とホエイを取り除いた残りの成分です。どちらも腸の粘膜を傷つけ、炎症を誘発しリーキーガット症候群の原因となります。小麦粉を原材料とするパンや麺類、乳製品である牛乳、チーズ、ヨーグルトなどはできるだけ避けてください。なお、乳製品でもバターはほとんどが脂質なのでカゼインを含んでいません。

◆――食品添加物がミネラル欠乏を起こす

コンビニやスーパーで売られている、食品添加物が多く含まれている加工食品は、手軽で便利ではありますが、なるべく控える必要があります。特に大きな問題なのはリン酸塩です。リン酸塩は体内で吸収されずに排出されるため、安全な食品添加物として保存料や結着力増強、食感向上など多くの用途に使われているのですが、じつはミネラルの吸収を阻害してしまうのです。

ミネラルはもともと体内に吸収されにくい栄養素のため、少しでも吸収率を高める摂り方をする必要があります。ところがリン酸塩はミネラルと強く結合する性質を持っています。そのため、食品に含まれているミネラルがリン酸塩とくっついてしまい、体内に吸収されることなく排出されてしまうのです。リン酸塩は、ハム、ソーセージなど肉加工品、魚肉の練り製品の結着剤をはじめとして、レトルト食品、麺製品、チーズなど多くの加工食品に使用されています。複数の加工食品をあわせて摂るとさらにリスクは高まります。

◆──内臓に大きな負担を強いるカフェイン、アルコール

カフェイン飲料、アルコールも避けるべきです。

カフェインはストレスホルモンの分泌を司る副腎を刺激します。カフェインを多く含んだコーヒーやお茶類を日常的に飲むということは、自分自身にたえずストレスを与え続けているのと同じことです。パニック発作を起こす方がカフェインを摂取すると、ぜんそくの方が喫煙するのと同じで発作を誘発します。交感神経が興奮するために、体は戦闘状態になり、食べ物の消化、吸収が落ちます。栄養素の吸収をしっかり行なうためにはカフェインを避けることが必要です。

朝、コーヒーを飲まないと動けないという人は、カフェインで無理やりコルチゾールを分泌させないと動けないわけで、かなりの副腎疲労を起こしています。飲み物のなか

で最悪なのはエナジードリンクです。カフェインと糖質のかたまりで血糖値を急上昇させるので元気が出たような気になりますが、健康を害する成分がほとんどです。

アルコールもおすすめできません。適量を守れば健康につながると考えている方もいますが、飲酒は負の影響のほうがはるかに大きいです。

まず、アルコールを分解する過程でアセトアルデヒドという有害物質が発生します。アセトアルデヒドはDNAやタンパク質と結合しやすい性質を持ち、発がん性が懸念されています。また、アルコールの分解には体内のビタミンB_1が多く消費されてしまいます。ビタミンB_1は糖代謝に欠かせない栄養素であり、不足するとエネルギーが足りなくなり疲れやすくなります。

アルコールは肝臓をはじめとして多くの臓器に負担をかけます。肝臓は、私たちの体の中で必要なさまざまなタンパク質をつくる工場として働いています。しかし、アルコールを摂取すると、肝臓はアルコールを体外に排出する作業で精一杯になってしまいます。先ほど述べたように、アルコールには毒性があるため、体外に排出することのほうがタンパク質をつくることより作業の優先順位が高いのです。そのため、本来は身体にとって大切な、さまざまなタンパク質をつくるという工場としての働きがおろそかになります。当然、健康にとって悪影響です。

さらに中性脂肪がたまりやすくなり、脂肪肝、肝硬変などの肝臓病を引き起こすことはもちろん、高血圧、脂質異常症、糖尿病などの生活習慣病を悪化させます。

◆──摂ってはいけない脂質、トランス脂肪酸

トランス脂肪酸は主に工業的につくられ、植物性の油に水素を添加して固形化したときに生成される不飽和脂肪酸です。トランス脂肪酸は細胞死を誘導し、炎症を増悪《ぞうあく》させることで動脈硬化を強く促進し、冠動脈性心疾患、脳血管疾患のリスクを高めます。世界保健機関は、食品中のトランス脂肪酸から摂取するエネルギー量を、総摂取エネルギー量の1％よりも少なくすることを推奨し、加工食品を製造するときにできるトランス脂肪酸を減らすことを各国に呼びかけています。

トランス脂肪酸を多く含むのはマーガリンやファットスプレッド、ショートニングです。これらを多く使ったパン、油脂を使った菓子、ケーキ、業務用の揚げ物類はなるべく摂らないに越したことはありません。日本の食品業界でも少しずつトランス脂肪酸を

減らす取り組みがなされていますが、まだ多くの加工食品に使われているのが現状です。

ここに挙げたすべてを完全に避けることはむずかしいと思います。真面目な人ほど、あれもダメ、これもダメ、という気持ちが強く、ストレスになってしまうこともあるでしょう。基本的な原則として、本来何を遠ざけるべきか把握した上で、自分はどの程度を許容して摂るかを判断することが大切です。

第5章

細胞の機能を最適化する栄養カウンセリング

【栄養カウンセリング―①】

疲れやすさ、冷え性に悩む――30代女性Bさん

この章の前半では、私のクリニックで行なっている栄養カウンセリングの事例を4例ほどご紹介していきます。第1章にもあるとおり、当院では管理栄養士によるカウンセリングを治療の柱のひとつとして提供しています。この章では、患者さんからのご質問やご相談のなかから特に多いものを選んで、食生活の改善のための実践的なアドバイスをお伝えします。

◆――朝はパン、昼はパスタ、グルテン過多の食生活

最初のケースは、ぜんそくの30代女性Bさんです。

他院でぜんそくの治療をうけていましたが、なかなか咳がとまらないことで当院を受診されました。喘息の吸入薬による治療だけでは症状を完全に抑えるのはむずかしく、栄養改善の必要があるため、カウンセリングを受けていただくことにしました。

Bさんの体型はやせ型で、栄養カウンセリングの問診票からは明らかに**エネルギー不足、栄養素全般の不足、特に鉄の不足**が見てとれました。咳以外にどんな不調を感じているかお聞きしてみると、疲れやすさと冷え性のお悩みもありました。通常の医師による呼吸器疾患の診察ではこのようなことを聞くこともありませんし、患者さんが訴えたところでスルーされてしまいます。しかし、栄養カウンセリングではとても重要な情報です。

ふだんの食事内容をお聞きしたところ、朝はパン、昼はパスタなどの麺類を好んで毎日食べているとのこと。**グルテン過多の食生活で腸がつねに刺激を受けており、腸内環境が悪化して必要な栄養素が吸収できていない**と考えられました。

◆――腸内環境の改善を最優先に小麦系の食品を減らす

初回のカウンセリングで、管理栄養士は次のような方針をお伝えしました。

「Bさんの場合、腸内環境の悪化が不調の要因です。また鉄の不足によって疲れやすさや冷え性が出ています。**腸内環境が悪いと、せっかく体にいい食べ物を摂っても栄養素を効率的に吸収することができません。**治療の順番として、まず腸内環境を改善していきましょう。そのために、小麦系の食品を控えてご飯に変え、乳酸菌生産物質を主体にしたサプリメントを摂取しましょう」

Bさんのご家庭では、毎日の食事は基本的にご主人がつくっているとのこと。とても仲のいいご夫婦で、カウンセリングもお二人一緒に受けてくださいました。小麦を主とした食習慣の問題点をご説明すると、ご主人は「そうだったのか」と驚いていましたが、「明日からさっそく改善していきます」とおっしゃってくださいました。

とはいえ、Bさん自身もパンやパスタがお好きだったので、ガラッと食生活を切り替えるのはむずかしいことです。初回は、腸内環境のためにご飯のほうがいいですよとアドバイスするだけにとどめ、次回、どこまで小麦を減らせたかをお聞きすることにしました。最初はあまり厳密な目標を設定せずに、できることを積み重ねていくことが大切です。

幸い、ご主人の協力もあって、Bさんは翌月のカウンセリングではだいぶ小麦の量を減らした食生活を実践できていました。初回から3カ月が経過した時点で疲れやすさや冷え性もやわらぎ、咳の症状も落ち着いてきました。腸内環境が整ってくれば、鉄をはじめとする栄養素も正常に吸収、代謝されていくようになるでしょう。

ただ、症状がよくなってくると気持ちがゆるんで元の食生活に戻ってしまう方が多いです。それを防ぐためには、毎月のカウンセリングで食事内容を振り返っていただき、モチベーションをキープしていただくことが大切です。

◆──女性の倦怠感、めまい、冷え性　多くは鉄欠乏が原因

Bさんの疲れやすさ、気力の低下は鉄欠乏からきているものでした。鉄について少しお話ししておきましょう。

私たちが呼吸して取り入れた酸素は、赤血球に含まれるヘモグロビンという物質によって全身の細胞へ運ばれます。このヘモグロビンの材料となるのが、鉄（ヘム）と、グロビンというタンパク質です。体内の鉄が不足すればヘモグロビンの量も減り、体が酸欠状態になってしまいます。鉄欠乏になると、病院や健康診断の血液検査で鉄欠乏性貧

血と診断されるより前から、**めまいや立ちくらみ、息切れ、全身の倦怠感、気力の低下、頭痛など多くの不調**が引き起こされてきます。

生理のある世代の女性は月経による出血で大量の鉄が失われます。しかし、現在の多くの女性は、その失われた鉄を充分補給する量の鉄を食事で摂ることができていません。したがって、ほとんどの女性が鉄不足に陥っています。一般的な血液検査では、成人女性の場合はヘモグロビンの数値が11g/dL以下の場合に貧血とされますが、この数値は重度の鉄欠乏であり、健康診断では基準値内とされる女性でも、鉄欠乏になっている方がほとんどです。**女性がよく訴える頭痛、めまいや立ちくらみ、全身の倦怠感、気力の低下、息切れなどの症状で、病院に行って検査をしても明らかな原因がわからない場合の多くは鉄欠乏が原因です。**

栄養素としての鉄にはヘム鉄と非ヘム鉄があります。体内での吸収率はヘム鉄が10〜20%、非ヘム鉄が5%以下と、ヘム鉄のほうが高吸収です。ヘム鉄はレバー、牛肉などの赤身の肉、カツオ、マグロなど動物性タンパク質の中に多く含まれています。これらの食材を、女性は特に積極的に摂ることが大切です。小松菜、ホウレン草、ひじき、大豆製品などの植物性食品は非ヘム鉄を多く含んでいますが、吸収されにくいのが難点です。ビタミンCを一緒に摂ると鉄の吸収率が高まるので、料理をするときにビタミンCが豊富な野菜と合わせることをおすすめしています。しかし、すでに頭痛やめまいなど右のような症状が見られる場合には、食事だけで改善するのは時間がかかり、つらい状態が長引くため、医療用サプリメントで鉄を補充することが必要です。

医療用サプリメントは、医療機関で患者さん向けに使用することを前提として製造されたサプリメントです。ドラッグストア等で販売されている一般的なサプリメントと比較して、厳しい品質基準を満たすように商品設計されています。

栄養素には、先ほどご説明したビタミンCと鉄のように、一緒に摂ることで吸収率が高まる栄養素の組み合わせがあります。また、その逆に混合するとお互いの品質が劣化してしまうような組み合わせもあります。性能を高めるような組み合わせがされた商品設計のサプリメントを選ぶことが重要です。

また、同じ成分の原材料でも、成分濃度が高いもの（高力価）から低いもの（低力価）までさまざまな原材料があります。医療用サプリメントは安価な製品と比較して、高力価な原材料から製造されているため、少量でもしっかり栄養素を補充できます。

【栄養カウンセリング──②】

糖質過剰で脂肪肝──40代男性Cさん

◆──「食べるのが好きだから、今の食生活を変える気はない」

働きざかりの男性は、外食が多いせいか、糖質が過剰になってメタボ健診でひっかかる方が多くいらっしゃいます。Cさんもそのタイプで、職場の健康診断で脂質異常と脂肪肝を指摘され、栄養カウンセリングを受けに当院に来られました。

当院に初めて来られた時点で体重は97㎏ほど。ふだんの食生活は、朝食は食べずに昼はどんぶり物と麺類、夜も外食やカップラーメンとビールなど。**糖質過剰による肥満で、全身に慢性炎症が起きている状態です。そして、肝臓に中性脂肪が蓄積して脂肪肝**となっていました。

Cさんには生活習慣以前に課題がありました。ご自身に「なんとかしなくては」という気がみられないのです。健診で引っかかったからしぶしぶ来ただけなので危機感がなく、食事のことを指導されてもできないものはできないです、あんまりこれダメあれダメって言わないでほしい……という雰囲気がCさんから感じられました。

ご本人に改善しようという意欲が低いので、あれこれ指導してもかえって逆効果になると判断した管理栄養士は、指導ではなくCさんの話を聞くことに徹しました。

食べるのが好きだから、今の食生活を変えたくない。困るのは階段を昇るときに息切れがする程度。太っていて何が悪いんだろう？　べつに体重を落としたいとは思っていないし……。管理栄養士は、そんなCさんの話を否定せずに耳を傾けながら、「どんぶり物と麺類、一緒に食べるのはやめてみませんか？」と、実行できそうなことから提案していきました。それでもなかなか変化は見られませんでした。

◆──みずからやる気スイッチを入れて糖質制限を開始

カウンセリングを始めて数カ月がたったある日、突然Cさんがこう言いました。

「ずっとお話してもらっているのに、何も改善できなくってすごく申し訳ないです。これからがんばります」

誰に命令されたわけでもなく、Cさんが自分で自分の行動スイッチを入れた瞬間でした。数カ月間のカウンセリングで管理栄養士との間に信頼関係が生まれ、一生懸命お話をしてくれるこの人に言われたことを実行できていない自分を変えたい、と思われたのかもしれません。

ここから初めて具体的な食事の改善がスタートしました。まず1回の食事の**お米の量を、今まで200gだったところを150gに減らすこと。そして糖質の代謝をうながすビタミンB_1をはじめとしたビタミンB群の補給のためのサプリメントを使用**することにしました。栄養改善とともに適度な運動もおすすめしました。

「年末年始に食べ過ぎてまた太ってしまいました……」

いったん体重が減ったあと、お正月休みをはさんでリバウンドが起きてしまったのですが、ご本人が現実をきちんと認識しておられたので、さほど心配はありませんでした。

「そうですね。Cさん、今年はどうされますか？」

「いっぱい歩きます！」

と自分から宣言されました。
それからはご飯と麺類の組み合わせもやめ、運動量を増やし、一時は99kgあった体重を90kg近くまで減らすことができました。脂肪肝も少しずつ改善されています。これからも栄養カウンセリングを継続していただき、一歩一歩着実に糖質制限に取り組んでいただければと思っています。

Cさんのケースでは、当院がカウンセリングに取り入れている選択理論心理学が効果を発揮しました。通常、病院で働いている管理栄養士は栄養学の専門家ですが、カウンセリング技術を専門に学んだわけではありません。そのため、患者さんの意欲が低いと（現場では、食生活を改善する意欲の高い患者さんはそう多くありません）、食事に関して正しい情報をお伝えしても、患者さん自身が行動を変えるまでには至らないことがよくあります。これが、病院や会社で行なわれている食事指導を受けてもほとんど改善につながらない大きな要因です。当院で行なっている栄養カウンセリングでは、**選択理論心理学を学んだ管理栄養士が内発的動機づけの技術を使うことで、患者さん自らの選択による行動変容をうながし治療効果を発揮します。**これが、ふつうの病院や会社で行なわれている食事指導と当院の栄養カウンセリングの大きな違いです。

【栄養カウンセリング――③】

栄養不足で低エネルギー――70代男性Dさん

◆――脂質もタンパク質も不足して筋肉が減少

Cさんとは逆に、70代のDさんは食べる量が少なすぎて、糖質ばかりか脂質もタンパク質も欠乏し、低エネルギーになってしまった患者さんです。

もともと糖尿病をお持ちで、他院で糖質制限の指導を受けておられました。真面目な性格のDさんは血糖値を減らすために糖質ゼロを実行し、食事の量も少なくしていきました。当院にカウンセリングに来られたときの1日2食の食事内容は、野菜と魚とサプリメントだけでした。その魚も1食につき、ししゃも3本程度と極端な栄養不足です。

ご本人は食事を減らした分はサプリメントで補えると思っていたのですが、そんなことはありません。体力も筋肉量もどんどん落ちてしまい、趣味のゴルフもしんどくなってしまったそうです。

糖質を厳しく制限するのであれば、脂質やタンパク質をきちんと摂って、脂質由来のATP産生を行なえるようにしなければなりません。Dさんのケースは、糖質をゼロにしただけでなく、脂質とタンパク質の摂取も減らしたために、完全にエネルギー不足になってしまいました。糖質も脂質も不足するとタンパク質をATP産生に回すしかなくなります。食事から摂るタンパク質の量では満足なエネルギーをつくることができず、Dさんの体は筋肉に蓄えられていたタンパク質を分解するようになっていました。新しくタンパク質を合成する材料も不足し、やせていくばかりです。

◆良質な脂質MCTオイルでエネルギーを確保

そこで、当院の栄養カウンセリングでは、まず基本のエネルギー源となる栄養素をしっかり摂っていただくように指導しました。また、**サプリメントばかりでなく、食事で栄養素を摂ることにも大きな意味がある**こともお話ししました。食べ物を噛むことで満腹中枢が刺激されますし、あごの筋肉が鍛えられます。高齢化社会において、オーラルフレイル（口腔の機能低下）という概念が注目されていますが、自分の口で咀嚼して食べるという機能は全身の健康と直結しているのです。

Dさんは糖質を摂ることには抵抗があったので、魚油をふくんだ魚をしっかり食べていただいて、**タンパク質の摂取量を増やし脂質もしっかり摂ること**を指導しました。特におすすめしたのがMCTオイルです。MCTとは中鎖脂肪酸のことで、通常の油脂に含まれる長鎖脂肪酸とは代謝経路が異なり、小腸での吸収スピードが速く、肝臓に運ばれてすばやくエネルギー源になります。中鎖脂肪酸100％のMCTオイルはクセがなく無味無臭なので、料理や飲み物のトッピングとして使うことができます。

第4章にも書いたように、当院の栄養カウンセリングは「脂質中心のエネルギーで活動し、筋肉の分解を防ぐ」ことをめざしています。**血糖値対策のために糖質を減らすのは大切なことですが、それは良質な脂質やタンパク質をしっかり摂った上でのことです。**

【栄養カウンセリング―④】

精神的ストレスから不眠に――50代男性Eさん

◆――強いストレスによってビタミンB群が不足

Eさんは毎日お忙しい管理職の男性です。ぜんそくをお持ちだったことから当院の栄養カウンセリングを継続していました。意志力も強く、小麦や乳製品がよくないことをしっかりと理解し食生活を改善され、体調がよくなってきました。ところが、コロナ禍になってから睡眠不足に悩まされるようになったというのです。

詳しくお話を聞いてみると、Eさんはテレワークになってから、今までのやり方で部下を管理できなくなったことにストレスを感じていました。やがてコロナが落ち着いて週1回の出社が始まると、出社日前夜に寝つけなくなってしまったそうです。当初は精神科に行って睡眠薬を処方してもらっていたのですが、薬に依存してしまうこと、服用を続けるうちに効果が薄まってしまうことが心配で、カウンセリングのときに相談されたのです。

不眠の根本原因は、精神的なストレスにあるようでした。もともとぜんそくをお持ちのEさんは、ストレスホルモンであるコルチゾールの分泌がうまく調節されず、出社日前夜になると、緊張から副交感神経よりも交感神経が優位になって不眠になってしまいます。

また、強いストレスを抱えていると、脳内の神経伝達物質が多く消費されていきます。神経伝達物質には、興奮系のノルアドレナリンやドーパミン、抑制系のGABA、精神状態の安定化を図るセロトニンなどがあります。これらの神経伝達物質がアミノ酸から合成されるときに、大きな役割を果たしているのはビタミンB群です。**ストレスによって神経伝達物質が消費されると、体内のビタミンB群も不足してしまいます。**

ビタミンB群は、ビタミンB_1、B_2、B_6、B_{12}、ナイアシン、パントテン酸、葉酸、ビオチンの8種類の総称です。それぞれの働きは異なりますが、不足するとそれぞれ疲れやすくなったりストレスからくるイライラが高まったりします。**ビタミンB群はお互いが助**

け合いながら働いているため、それぞれをまんべんなく摂取する必要があります。Eさんの場合、ふだんの食事だけではビタミンB群が不足していたので、8種類がまとめて配合された医療用サプリメントを摂っていただくことにしました。ビタミンB群の補充を始めてから2カ月ほどで、睡眠薬なしでも眠れるようになりました。

◆――コントロールできないことにとらわれるのをやめてみる

さて、栄養に関する話としてはここまでですが、Eさんの抱えるストレスの根本原因はビタミンB群の補充だけでは解決しません。Eさんは日頃から仕事への意欲が高く、部下をどう管理して成果を出すか心を砕いてきました。それがテレワークになってこれまでの管理手法が効かなくなり、あせりやプレッシャーが生じてきたのです。

「でも他人をコントロールするってむずかしいことですよね」

管理栄養士の言葉に、Eさんもうなずきました。

「うん、そうなんだ。わかっているんだよね」

仕事も部下の管理も、本来自分でコントロールできる範囲外のことまでコントロールしようとしていた。それがEさん自身を追いつめていたのかもしれません。

「では、Eさんが今、自分の意思だけでできることはなんでしょう？」

「まずはちゃんと睡眠をとって自分の精神を安定させることだね」

Eさんはご自分で結論を見つけ、納得されました。**自分の努力だけではコントロールできないことにとらわれるのではなく、自分ひとりでコントロール可能なことに思考を集中する。これは選択理論心理学の大事な考え方のうちのひとつです。**自律神経を整えるため、睡眠の30分前にはインターネットから離れ、リラックスできる音楽を聴いたりして、眠りのための準備をすることをおすすめしました。

「ストレスから解放され、前向きな気持ちで生きる」。これは栄養に気を使うのと同じくらい大切なこと。ストレスに苦しむ人のなかには、自分ではどうにもならないことをコントロールしようとして頭がいっぱいになってしまうことがあるようです。そうではなく、自分が今できることを見つめていけば、ストレスから解放される糸口が見つかるのではないでしょうか？　不眠に悩む方は心療内科や精神科で睡眠薬を処方してもらうことが多いのですが、適切なビタミンの補充を行ないつつ、ご本人が選択理論心理学の考え方を身につけていくと、睡眠薬は使う必要がなくなります。

細胞最適化のための実践アドバイス

ここからは当院の栄養カウンセリングで、患者さんからよく質問されたり相談されたりすることをピックアップして、具体的なアドバイスをしていきます。これまで本書で書いてきた内容と重複していることもありますが、大事なことなので再確認していただければと思います。

ご飯の量、どれだけ減らせばいいんでしょう？

糖質過剰の害はわかったけれど、食事のなかで実際どれだけご飯の量を減らせばいいのかわからない方も多いと思います。糖尿病や肥満、脂肪肝などの患者さんの場合には厳密な糖質制限が必要ですが、標準体型の人や大きな不調のない人であれば、これまでのご飯の量をまずは少しずつ減らしてみることです。**1膳の量を少し減らしてみる、ふだんおかわりをしている人ならおかわりをやめる、そのぶんおかずを食べることで満足感を感じるようにしてみましょう。**主食はご飯ではなくおかずである、という感覚を忘れずに。

単純に量を減らすのではなく、**より低糖質なご飯に変えてみるのもおすすめです。**玄米は精白米に比べて血糖値の上昇度が低く、ビタミン、ミネラル、食物繊維が多く含まれています。ただし白米に比べると炊くのにも消化にも時間がかかります。食感や消化が気になる人は発芽玄米にしてはいかがでしょうか？　発芽玄米は玄米をわずかに発芽させたもので、栄養価は玄米と変わらず、しかも食べやすいのが特長です。もち麦や雑穀米を精白米に混ぜ込むだけでも低糖質効果があります。

パンを食べるときに気をつけることは？

本書で繰り返し述べてきたように、**小麦粉を原材料にしたパンや麺類はなるべく控えてください。**小麦粉に含まれるグルテンが腸を傷つけたりアレルギーの原因になるからです。

また、量として多くはありませんがパンの原材料には砂糖や塩も使われています。

最近はアレルギーの人向けに、グルテンフリーのパンや米粉を使ったパンが出ています。どうしてもパンを食べたい場合はそういったパンにしましょう。

ただし、パンをどのように食べるかには気を配ってください。ジャムやマーガリンをつけるのはやめましょう。市販のほとんどのジャムにはブドウ糖果糖液糖などの異性化糖がたっぷり使われており、血糖値を上げてしまいます。マーガリンは動脈硬化のリスクを高めるトランス脂肪酸のかたまりです。マーガリンはやめて、酸化しにくい安定した脂質であるバターにしてください。最もおすすめなのは新鮮なオリーブオイルやエゴマ油などです。

パンにつけるなら

◎なるべく新鮮なオリーブオイルやエゴマ油

○バター

×マーガリン、ジャム

良質なタンパク質ってどんなもの？

タンパク質を評価する基準のひとつにアミノ酸スコアという計算式があります。タンパク質を構成する20種類のアミノ酸のうち、人間が自分で合成できない9種類は必須アミノ酸と呼ばれ、食べ物から取り入れなければなりません。アミノ酸スコアは、9種類の必須アミノ酸すべてが必要量を満たしている食品を100として、アミノ酸の含有量を評価するものです。肉や魚、卵、牛乳、大豆などのタンパク質はアミノ酸スコアが100です。

しかし、アミノ酸スコアが高い食品だけを食べればいいわけではありません。アミノ酸スコアが低くてもタンパク質含有量が高い食品もありますし、ビタミンやミネラルの含有量もさまざまです。**卵、肉、魚、豆類など、複数のタンパク質をまんべんなく食べることで高タンパクかつバランスのとれた食事になります。**

ただし注意が必要なタンパク質もあります。ハム、ベーコン、ソーセージなどの肉加工品の多くには保存料や結着材などの添加物にリン酸塩が使われています。なるべく無添加の製品をおすすめします。リン酸塩自体は体内にとどまらず排出されますが、第4章で述べたようにミネラルと強く結合する性質を持っているので、ミネラルの吸収を阻害してしまいます。

牛乳、チーズ、ヨーグルトなどの乳製品には、腸を傷害するカゼインというタンパク質が多く含まれています。腸が健康な人であれば週に1~2回程度摂るくらいならいいのですが、毎日摂ると腸内環境が悪化します。

また、乳製品に限らず、**毎日同じ食べ物からタンパク質を摂るのはアレルギーの要因になります。**豆乳や納豆が体にいいからといって毎日摂り続けることは推奨しません。タンパク質は日替わりで変えてください。

体にいい脂質「オメガ3系の脂肪酸」って？

脂質は糖質に代わるエネルギーになり、細胞膜の材料にもなります。食べ物から取り入れる脂質の由来によって細胞膜の質も変わってきます。**細胞膜の質をよくするには、炎症抑制効果のあるオメガ3系脂肪酸を多く含んだ食品をおすすめします。**オメガ3系脂肪酸には、α-リノレン酸、エイコサペンタエン酸（EPA）、ドコサヘキサエン酸（DHA）などがあります。エゴマ油やアマニ油はα-リノレン酸を多く含み、EPAやDHAは青魚や魚油に多く含まれています。

α-リノレン酸は熱に弱くて酸化しやすいので、エゴマ油やアマニ油は新鮮なものを生で摂る必要があります。ドレッシング代わりに、サラダや温野菜にかけるのがおすすめです。油だけでは物足りないときはミネラルの多い塩を少し足すといいでしょう。**魚に含まれるEPAやDHAも酸化しやすいので、生で食べるか、加熱するならホイル焼きやスープなどにして魚の汁まで食べるのがおすすめです。**サバやイワシの缶詰なら汁も料理に活用しましょう。

ここで、**脂質の性質を決める脂肪酸の種類**について触れておきましょう。

食べ物としての脂質はいずれも、グリセリンというアルコールと3つの脂肪酸が結合した中性脂肪です。脂肪酸にはさまざまな種類があって、どの脂肪酸がどれだけの割合で含まれているかによってその脂質の機能が変わってきます。飽和脂肪酸を多く含む脂質は、融点が高く酸化しにくいのが特徴です。常温で固体となるバターやラード、肉や乳製品に含まれる動物性脂肪は飽和脂肪酸の仲間です。反対に、不飽和脂肪酸を多く含む脂質は融点が低く、常温で液体となります。

不飽和脂肪酸には、オメガ3系脂肪酸のほか、オメガ9系脂肪酸（オレイン酸）を多く含むオリーブオイルや菜種油、オメガ6系脂肪酸（リノール酸）を多く含むコーン油、大豆油、ゴマ油などがあります。オメガ6系とオメガ3系は体内で合成できないため必須脂肪酸とされています。

両者とも必要なのですが、**オメガ6系脂肪酸はオメガ3系とは反対に炎症やアレルギーを促進する性質を持っているということには注意が必要です。**オメガ6系のリノール酸を多く含む植物油は、サラダ油と

脂肪酸の種類

性質	脂肪酸の種類			多く含む食品、食用油	参考
常温で固体	飽和脂肪酸		ステアリン酸、パルミチン酸など	肉類、ラード、バターなど	酸化しにくく安定している
常温で液体	一価不飽和脂肪酸	オメガ9系	オレイン酸など	オリーブオイル、菜種油など	体内でも合成できるが、充分量合成できないため、食事から摂る必要がある 調理用油としておすすめ
	多価不飽和脂肪酸	オメガ6系	リノール酸など	コーン油、大豆油、ゴマ油など	比較的酸化しやすい リノール酸を多く含む植物油は加工食品に多用されており摂取機会は多い
		オメガ3系	α-リノレン酸など	エゴマ油、アマニ油など	酸化しやすく加熱には不向きのため、料理のトッピングなどで意識的に摂取したい
			EPA、DHAなど	イワシ、サバ、サンマなどの青魚	生食または煮汁や缶詰の汁を生かした調理で意識的に摂取したい

して外食や加工食品で使われており、自分が意図しなくても多く摂取しています。**家庭での調理には多用を控え、オレイン酸を多く含むオリーブオイルに代えるほうがよいでしょう。**

体にいい脂質「中鎖脂肪酸」って？

中鎖脂肪酸は、健康にいい脂質として注目されています。**ふつうの脂質よりも消化スピードが速く、体内で中性脂肪として蓄積されずにすぐにエネルギーに変換される**からです。中鎖脂肪酸を60％含んだココナッツオイル、中鎖脂肪酸100％のMCTオイルなどがあります。どちらも料理のトッピングなどにおすすめです。ココナッツオイルは炒めものなど調理にも使えますが、MCTオイルは加熱すると煙が立ちやすく調理には使えませんのでご注意ください。

脂肪酸は、炭素数の数によって分類されています。12個以上の炭素がつながっているのが長鎖脂肪酸、8個または10個の炭素がつながっているのが中鎖脂肪酸、6個以下の炭素がつながっているのを短鎖脂肪酸といいます。私たちがふだん食べている脂質はほとんどが長鎖脂肪酸です。長鎖脂肪酸の脂質は、体内に入るとタンパク質と結合して肝臓に運ばれて中性脂肪として蓄えられます。これに対して、**中鎖脂肪酸はタンパク質と結合せずに直接肝臓に運ばれ、すぐにエネルギーとして燃焼します。**短鎖脂肪酸は食べ物としての脂質というよりも腸内善玉菌の代謝産物です。

効率よくビタミンが摂れる食べ方は？

ビタミンには、水に溶ける**水溶性ビタミン（ビタミンB群、ビタミンC）**と、水に溶けない**脂溶性ビタミン（ビタミンA、ビタミンD、ビタミンE、ビタミンK）**があり、効率的な摂取の方法には違いがあります。

ビタミンB、Cなどの**水溶性のビタミンを多く含んだ食材は、お湯でゆでてしまうと栄養素が溶け出して流れてしまうので、蒸し料理や軽く焼くのがおすすめです。**ゆでる場合は、ゆで汁もスープに使うなどして無駄にせず摂りましょう。**脂溶性のビタミンを多く含んだ食材は、油を使った料理で食べると吸収率が高くなります。**たとえばビタミンAが多いニンジンやニラは炒めものにするとより吸収しやすくなります。炒めものに使う油には、加熱しても酸化しにくいオリーブオイルがおすすめです。

どのビタミンも重要ですが、**特に慢性的な疲れを訴える人の多くにビタミンB群が不足しています。**ビタミンB群は糖質の代謝に関わる補酵素として重要な働きをします。また、アルコールの解毒にも関わります。糖質をエネルギーに変えるときやアルコールを代謝するために消費されてしまうため、食事だけでは不足します。サプリメントで摂ることが必要です。

それから、**水溶性のビタミンは体内で尿に溶けて排出されやすいので、1回の食事だけでなく食後にこまめに摂ることが重要です。**サプリメントで摂る場合も同様です。

特に不足しがちなミネラルって？

ミネラルは、もともとビタミンに比べて吸収されにくい栄養素です。その上、リン酸塩などの食品添加物が多く含まれている食べ物を摂る機会が増えているため、ミネラルの吸収が阻害され、ほとんどの人が不足しています。**特にカルシウム、マグネシウム、亜鉛、鉄が足りていない方が多いです。**

骨や歯をつくるカルシウムは牛乳で摂りたいという方が多いのですが、第4章で述べたように牛乳には、腸内環境を悪化させアレルギーの原因になるカゼインが多く含まれています。**カルシウムは、骨ごと食べられる小魚や豆類などで摂ってください。ビタミンDはカルシウムの吸収率を促進します。一緒に摂ることをおすすめします。**キノコ類、イワシ、サケ、シラスなどにはビタミンDが多く含まれています。

マグネシウムは、補酵素として多くの酵素を助け、エネルギー産生にも関わっています。納豆などの大豆製品、干しエビや海藻類などに多く含まれています。またミネラルを多く含んだ天然塩にはマグネシウムも豊富なので、ふつうの食塩から切り替えるのもいいでしょう。マグネシウムは口からより皮膚のほうが吸収されやすいため、エプソムソルト（硫酸マグネシウム）入りの入浴剤を活用するのはおすすめです。

亜鉛は、多くの酵素タンパク質の材料として働き、血糖値を調整するインスリンの合成・分泌にも関わっています。さらに免疫細胞である白血球を増やし、炎症を起こした細胞の新陳代謝も促進します。アレルギー疾患を持つ方には特に大事なミネラルといえます。魚介類のカキ、スルメイカ、レバー、豚肉や牛肉などに多く含まれます。ほとんどの人が不足しているため、食事だけでなくサプリメントで補う必要があります。

鉄は、栄養カウンセリングの事例でも説明したように、血液中で酸素を運ぶヘモグロビンの材

料となります。不足すると体の末端に酸素が行き渡らなくなり、冷え性や頭痛を引き起こします。吸収率が高いヘム鉄の豊富なレバー、牛肉などの赤身肉、マグロ、ブリなどに、さらに吸収率を高めるビタミンCを含んだレモン汁をかけたり、鉄分の多い野菜を一緒に食べたりするのがおすすめです。生理のある世代の女性には特に不足しているミネラルです。ヘム鉄のサプリメントで補充する必要があります。

鉄も亜鉛も、サプリメントは一般的なドラッグストア等で販売されている商品では効果が弱いため、医療用サプリメントを利用するのがおすすめです。

なお、鉄欠乏性貧血と診断された場合は医師による治療が必要です。

腸内環境を整えるには何を摂ればいい?

私たちの腸内環境を健康に保ち、免疫力を高めてくれるのは、乳酸菌やビフィズス菌などの腸内細菌です。ただし、乳酸菌が入ったヨーグルトや乳酸菌飲料を摂っても、その乳酸菌が腸にすみつくわけではありません。

残念ながら、外から摂った乳酸菌はほとんどが胃酸で死んでしまうか、生きて腸まで到達しても定着せずに数日で排泄されてしまいます。私たちの腸内には、それぞれの環境に適した菌株がもともとすんでいるので、違う種類の株の乳酸菌が容易には仲間入りできないのです。

最近、注目されているのが「乳酸菌生産物質」を配合したサプリメントです。乳酸菌生産物質は、人間の身体の外で複数の種類の乳酸菌を混ぜて培養し、その代謝産物を抽出したものです。人間の身体の中で乳酸菌がつくり出しているのと同じ健康に有効な成分が多数含まれています。私が開発したサプリメントには、16種類35株の乳酸菌の代謝産物を抽出した乳酸菌生産物質を配合しており、350種類以上の有効成分が含まれています。

食事で腸内環境を整えるには、**乳酸菌そのものを摂るよりも、善玉菌のエサとなるものを積極的に摂ることが大事です。**善玉菌のエサとなるのは、水溶性食物繊維（海藻、根菜、ナメコなど）、発酵食品（納豆、キムチ、ぬか漬けなど）、オリゴ糖（タマネギ、大豆、ニンニクなどに多く含まれる）です。牛乳由来のヨーグルトは、カゼインを含んでいるので習慣的に食べるのはかえって腸内環境を悪化させます。また乳酸菌飲料を腸の健康のために飲んでいる人が多いのですが、ブドウ糖果糖液糖など血糖値を急上昇させる異性化糖が大量に入っており、血糖値スパイクを起こして健康を損ないます。

1日何食がいいですか？

1日何回食事を摂るのがよいかは、その人の生活スタイルによって変わります。**大事なのは1日の食事の回数よりも、1日全体の食事で必要な栄養素を摂れていること、そしてその食事で血糖値スパイクが起こらないこと（血糖値が安定していること）です。**糖質ではなく脂質を燃焼してエネルギー産生が行なえていれば、1日1回の食事でも大丈夫な人もいます。

私自身は現在、1日2食、昼と夜だけの食事で充分です。それは昼食と夕食でタンパク質と脂質を中心とした必要量の栄養素をしっかり摂っているからです。朝食を摂らなくても空腹感は感じません。睡眠中から午前中は食べ物を入れずに腸を休ませるほうが私の身体にあっているようです。

ただし、副腎疲労で低血糖を起こすような患者さんの場合は、食事の回数を減らすことでさらに低血糖を悪化させてしまうので、1日3回、状態によってはさらに補食を追加して食べていただくように指導しています。

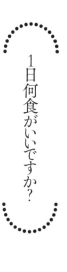

補食ってなんですか？

間食と勘違いする方も多いのですが、**補食とは栄養素の補充と血糖値を安定化するという目的で摂るものです。**本来の食事で摂りきれなかったタンパク質を補うためにゆで卵を1個食べるという感じです。補食を摂るタイミングは昼間、なるべく活動が活発なときにしましょう。最もよくないのは夕食後の夜です。

補食に糖質はなるべく控えるべきです。豆乳や大豆ヨーグルトなどなるべくタンパク質の入ったものを選んでください。アーモンド、カシューナッツなどのナッツ類はマグネシウムや良質な脂質も含まれているのでおすすめです。ただし無塩タイプのものを。食べる量にも気をつけてください。

チョコレートは、カカオ含有量70％以上の高カカオチョコレートを選びましょう。ただし食べ過ぎないように一口サイズのものを3片程度にしておきましょう。原材料の一番最初に「カカオマス」ではなく「砂糖」と書いてあるチョコレートは、チョコレートの形をした砂糖のようなものですので避けてください。

和菓子、洋菓子はいずれも糖のかたまりです。せいぜい1〜2週に1回程度、楽しみのために少量を口にする程度にしましょう。お菓子を食べるときには、あらかじめ取り分けてそれ以上は食べないようにすることです。袋や缶を出しっぱなしにして、TVを見ながらという「おやつ」的な食べ方は卒業しましょう。

補食としておすすめ

▼ゆで卵1個

▼豆乳や大豆ヨーグルト

▼無塩のミックスナッツ類(15〜20粒以内)

▼高カカオチョコレート3片程度

ビタミンいっぱいのフルーツなら食べてもいいですか?

確かにビタミンCや食物繊維が多く含まれているフルーツもありますが、**果糖とブドウ糖も多量に含まれているため、基本的にはおすすめできません。**フルーツも昔と違い、消費者においしいと感じてもらうために糖が多く含まれるよう品種改良(健康にとっては改悪）されています。つまり、お菓子と同様にせいぜい1～2週に1回程度にとどめてください。ビタミンCや食物繊維はなるべく野菜で摂るように心がけましょう。

砂糖が入っていなければ甘いものを摂ってもいい？

シュガーレスだから甘いものを摂ってもいいというわけにはいきません。市販の菓子や清涼飲料水、アイスクリーム、アルコール飲料などの嗜好品には、異性化糖や人工甘味料がたくさん入っています。

異性化糖は第4章で説明したようにブドウ糖と果糖を混ぜた甘味料で、**血糖値を上昇させるスピードは砂糖以上です。果糖の割合によって「ブドウ糖果糖液糖」「果糖ブドウ糖液糖」「高果糖液糖」などの名称で表示されています。**

アステルパーム、スクラロース、アセスルファムカリウムは、**砂糖の100倍から数100倍の甘さを持つ人工甘味料**です。体内で代謝されず血糖値にも影響しないことから多くの嗜好品に使われています。しかし最近では、強い甘さにもかかわらず血糖値の上昇が起こらないことで体内の恒常性が崩れること、強い甘さに慣れてしまうことでより甘いものへの依存が起きること、腸内環境への悪影響の可能性などが懸念されています。乳酸菌飲料、スポーツドリンク、ダイエットをうたうトクホ飲料、栄養ドリンクなど、健康に役立つイメージの飲料の多くにも異性化糖や人工甘味料は使われています。**健康によかれと思って毎日飲んでいるものが、じつは不調のリスクを高めていることがほとんどです。**

カロリーゼロ、糖類ゼロなどの宣伝文句が書いてあるものほど危険です。

何を飲めばいいのでしょう？

一番いいのは、水や白湯、麦茶などです。つまり、糖質、甘味料、カフェイン、アルコールを含まない飲み物です。

カフェイン、アルコールの害については第4章に詳しく書きました。カフェインは副腎を刺激して副腎疲労を引き起こしますので、コーヒーを習慣にしている方はノンカフェインに切り替えることをおすすめします。アルコールは、肝臓に負担をかけ肝臓の本来の働きであるタンパク合成能が低下してしまうこと、分解にビタミンB_1が使われてしまうためエネルギー不足に陥ることなど、さまざまな悪影響があります。日常的な習慣にするのはやめ、お付き合いや特別な日にたしなむ程度にとどめてください。

油や調味料の選び方を教えてほしい

食用油については脂質の項でも説明したように、**調理にはオレイン酸を多く含んだオリーブオイル、トッピングとしてはα-リノレン酸を多く含んだエゴマ油やアマニ油、中鎖脂肪酸100%のMCTオイルがおすすめです。**油はとにかく鮮度が大事なので、選ぶときには大容量ではなく小容量のものを早めに使い切ることです。封をあけて何カ月も使っているとどんどん酸化してしまいます。冷暗所に保管しておくと、酸化を防ぎ鮮度が保てます。

塩や砂糖は、なるべく精製されていないものを選んでください。塩であれば、海水に含まれるマグネシウムやカルシウムをたっぷり含んだ天然塩がおすすめです。砂糖はてんさい糖やきび砂糖、ラカントという糖質ゼロの天然の甘味料などがいいでしょう。上白糖やグラニュー糖は血糖値を急上昇させてしまうので避けてください。

醤油、みそ、みりん、お酢、料理酒などの基本調味料も、毎日使うものであり料理の味を決めるものなので、**なるべく加工度が低く添加物の入っていないものを選びましょう。**お酢は食前に摂ると胃酸の分泌をうながして消化力を高めたり、血糖値の上昇を抑えたりする働きがあります。食前酢として飲むためのお酢もいろいろ出ているので取り入れてみてください。市販のドレッシングやマヨネーズには多くの添加物が入っています。質のいい調味料や食用油で自家製のドレッシングやマヨネーズをつくるのはおすすめです。

お弁当や惣菜を買うときに気をつけることは？

市販のお弁当はおかずに比べてご飯の割合が多いので、**おかずやサラダを単品で買っておにぎりを1個にするなど、単品の組み合わせをおすすめします**。パンの場合は卵などタンパク質豊富な具材のサンドイッチとサラダ。グルテンフリーのパンがより望ましいです。菓子パンは避けてください。

揚げ物はなるべく避けることです。**高温で揚げるフライや唐揚げは細胞の糖化（タンパク質に糖がくっついて細胞を劣化させる）を引き起こすリスクが高いです**。また、業務用の油は鮮度が悪く酸化していることが多いのです。

コンビニ、スーパー、デパ地下などで売られている惣菜、ファストフードは手軽で便利ですが、原材料を見れば家庭の台所にはない多くの添加物が入っています。酸化防止剤は糖質であるデンプンを加水分解したブドウ糖を原料としたものですし、亜硝酸ナトリウムの発色剤でおいしそうに見せている食品もあります。ミネラルの吸収を阻害するリン酸塩も多くの添加物に用いられています。**ひとつひとつの添加物は人体に影響が少ないと考えられているレベルでも、毎日のように出来合いのものを食べ続けているとリスクは蓄積されます。**外出が多く忙しい方も、週に何日かは出来合いのものを買わない日をつくることを心がけましょう。

参考までに、次のページに当院の管理栄養士が作成した「3日間の食事メニュー」をご紹介します。肥満ぎみの方、貧血・疲れやすい方、アレルギー体質の方の3タイプに適したメニューになっています。外食やスーパーなどで買う場合も想定していますが、無理のない範囲で自宅で料理、手づくりのお弁当にするのが理想的です。

タイプ別・3日間の食事メニュー例（横浜弘明寺呼吸器内科・内科クリニック 管理栄養士作成）

肥満ぎみの方向け

	朝食	昼食	補食	夕食
1日目	**●自宅** 玄米ご飯130g 納豆 豆腐100g しらす／小ネギ	**●惣菜売場やコンビニ** おにぎり1個 サバの塩焼き 豚汁 サラダ	するめいか	**●自宅** マーボー豆腐 卵ときくらげの炒め物 チンゲン菜のナムル （MCTオイル小さじ1杯）
2日目	**●自宅** オートミール茶漬け （鮭、大葉MCTオイル小さじ1杯）	**●外食** カオマンガイ （ゆで鶏と鶏スープで炊いたご飯） 春雨サラダ ワカメと卵のかきたまスープ	素焼きナッツ	**●自宅** もち麦ご飯100g タラのホイル焼き（キノコ入り） ホウレン草の胡麻和え みそ汁（ワカメと豆腐）
3日目	**●自宅** 米粉パン プロテイン（豆乳割り） サラダ（レタス、きゅうり、ツナ）	**●外食** 焼肉定食 （ご飯は玄米か五穀米に変更）	ゆで卵	**●自宅** 鶏むね肉のトマト煮 野菜のグリル ツナサラダ（MCTオイル小さじ1杯）

肥満の方は、糖質の摂りすぎによる血糖値スパイクを避けることが大切です。

エネルギー摂取はなるべく糖質よりも脂質で摂るようにしましょう。

なかでも、エネルギー効率のよいMCTオイルはおすすめです。

また、筋肉をつくるために必要なタンパク質は「3食＋補食」で必要量を摂取するようにしていきましょう。

貧血、疲れやすい方向け

	朝食	昼食	補食	夕食
1日目	**●自宅** ご飯130g スクランブルエッグ 高野豆腐とワカメのみそ汁	**●外食** ご飯130g 赤魚の煮つけ 納豆 ひじきのサラダ	豆乳ヨーグルト	**●自宅** ご飯130g カツオのたたき ホウレン草のお浸し 煮豆
2日目	**●自宅** あさりご飯130g サバのみそ煮 きのこのマリネサラダ	**●外食** ご飯150g 鶏レバーの甘辛煮 水菜とパプリカのサラダ 豆腐のスープ	小魚アーモンド	**●自宅** 卵とひき肉の2色丼 しらすサラダ みそ汁
3日目	**●自宅** ご飯130g 目玉焼き レタスサラダ(オリーブオイル+塩) 小松菜と油揚げのみそ汁	**●外食** ご飯150g 魚のフライ(レモンつき) 切干大根の中華サラダ 豆乳スープ	あたりめ	**●自宅** グルテンフリーパスタ(ミートソース) ローストビーフサラダ

鉄不足の方は、鉄分の多い赤身の肉や魚、ホウレン草や小松菜、大豆製品を積極的に摂取していきましょう。

鉄分には動物性のヘム鉄と、植物性の非ヘム鉄があります。

非ヘム鉄はビタミンCと一緒に摂ることで吸収率が上がるので、レモン等も活用していきましょう。

また、疲れやすいときこそ栄養素の摂取が大切になります。

疲労改善に必要なビタミンBが豊富な豚肉は、豚汁にすることで栄養素を無駄なく摂取できます。

具沢山みそ汁にすることで調理の手間も省けます。

アレルギー体質の方向け

	朝食	昼食	補食	夕食
1日目	**●自宅** もち麦ご飯１３０ｇ 焼きザケ 納豆 マイタケのみそ汁	**●惣菜売場やコンビニ** おにぎり1個 ゆで卵 チキンサラダ（エゴマオイル＋塩）	ナッツ 甘栗2～3個	**●自宅** もち麦ご飯１３０ｇ 冷しゃぶ 蒸しキャベツのしらすおろし サラダ（エゴマオイルかけ） 豆腐と野菜のみそ汁
2日目	**●自宅** おから蒸しパン 目玉焼き ツナサラダ 豆乳＋ノンカフェインコーヒー	**●外食** ご飯１５０ｇ サバの塩焼き サラダ みそ汁	枝豆	**●自宅** 玄米ご飯１３０ｇ ひじき入りハンバーグ ホウレン草のバター炒め ミネストローネ
3日目	**●自宅** もち麦ご飯１３０ｇ オムレツ レタスサラダ ブロッコリーのビシソワーズ	**●惣菜売場やコンビニ** おにぎり1個 イワシ缶 冷ややっこ 豚汁	豆乳２００ｍＬ	**●自宅** 玄米ご飯１３０ｇ 牛肉のしぐれ煮 アジのたたき 蒸し野菜

アレルギー体質の方は、アレルギーの根本原因となる腸内環境をよくすることが大切です。

腸の粘膜に穴が開いてしまう腸もれは、小麦、乳製品、アルコール、カフェインの摂取で起こりやすいです。

これらの食品を控えるお食事をしていきましょう。

また、炎症を抑えるためにＤＨＡの多い青魚の摂取も効果的です。

缶詰など手軽なものでいいので積極的に摂取していきましょう。

第6章

自分の健康のマネージャーになろう

これからの医学教育に必要なのは栄養リテラシー

分子栄養医学を学んでから血液検査の見方が変わりました。

以前は、基準値内におさまっていればなんとも思いませんでした。基準より高い数値や低い数値が出れば「〇〇の疑いあり」として、再検査したり薬を処方したりするのが医師の仕事です。しかし今は、基準値そのものが本当に適正かどうかも含めて、栄養という視点から数値を見るようになりました。女性に多い鉄不足は、たとえヘモグロビンの数値が基準値内におさまっていたとしても、疲れやすさや冷えなどの不調を引き起こしています。肝機能の検査項目でASTやALTが低すぎれば、「酵素の量が少ない。この人はタンパク質をちゃんと合成できていないようだな」と考えるようになりました。

健康診断や人間ドックのデータを見ても、以前とはまったく違う多くの情報が読み取れるようになりました。
サプリメントに関心を持ったのも、分子栄養医学を学んでからでした。私のクリニックの患者さんにお伺いすると、3分の1ぐらいの方がドラッグストアや通信販売で購入したサプリメントを摂っています。多くの患者さんが必要としているのなら、医師として納得のいくものをおすすめしたいと思い、腸内環境を悪くしているぜんそく患者さんのために、自分でサプリメントの開発に取り組みました。最初につくったのは、乳酸菌生産物質を配合したサプリメントです。ただし、サプリメントが本来の効果を発揮するためには、食生活の改善を実践していただくのが大前提です。

呼吸器内科専門医である私が、ぜんそく治療の一環として栄養カウンセリングを実践するようになって思うことは、いかに自分が栄養素の価値を知らなかったかということです。

これは私だけの問題ではなく、いまの日本の医学教育では栄養素について学ぶ機会がほとんどありません。栄養素と関係の深い生化学については基礎医学教育で必ず学ぶのですが、そのあとに病気について学ばなければならないことが膨大にあるので、国家試験を受ける頃には忘れてしまうのです。医師にとって興味があるのは病気とその治療法です。一見、病気と直接関係のなさそうな栄養素のことには、ほとんどの医師はあまり関心がありません。

医学教育では、病気についてはたくさん学びます。しかし、健康とは何かを学ぶことはありません。ですから医師は、自分の専門領域の病気についてはよく知っていますが、健康で正常な状態のことについてあまりわかっていないし、考えようとも思いません。何か検査をして異常を見つけたら病気と診断して対応できます。ところが、検査をしても異常がなければ、患者さんがたとえ不調を訴えていたとしても何もすることはないと考えますし、実際何もできません。

しかし、本当にそれでいいのでしょうか？

本来、病気とは、健康で正常な状態が少しずつ崩れていって、その積み重ねの末に発症するものです。未病の状態のときに、崩れのサインを見つけて適切な状態に戻すことができたら、それが最高の医療ではないでしょうか？

今の私は健康について明快に定義することができます。

健康とは、細胞がその機能を十全に発揮できている状態のこと。

医療者が健康な状態について正しく知ることで、病気になる前にどうすればいいのかという、未病に対する医療が提供できるのです。

生化学や分子細胞生物学の世界では、遺伝子解析技術の進歩とともに、栄養素のさまざまな機能や相互作用が分子レベルで次々に明らかにされてきました。そして人間の細胞が、かつて考えられていたよりはるかにすごい機能を発揮できる可能性があることがわかってきました。今後、さらに細胞の機能を高める栄養素や、悪影響を与えるものについて明らかになってくるはずです。医学教育や臨床現場で栄養リテラシーが高まり、医師のための新しい栄養学が確立されてほしいと思います。

「病は気から」の真実

これまで多くの患者さんを診てきた経験から私が感じたのは、同じ病気でも、その人の性格によって受けとめ方や治療への姿勢は本当にいろいろだということです。

病気になるということはストレスです。肉体的なストレスは精神的なストレスになりますし、精神的なストレスが肉体にも異常を起こします。日常の心配事から不眠になり、不眠が副腎疲労につながっていきます。ストレスにどう対処できるかは、その人の性格や考え方によるところがとても大きいのです。ぜんそくで同じように咳が出ても「このくらいなら大丈夫」と楽観的に考える人に比べて、「大変な病気なんだ」と心配する神経質な人は治りが遅いというのが実感です。

病は気から。昔から言われるこの言葉、本当にそのとおりなのです。

患者さんたちに前向きな気持ちで治療や栄養改善に取り組んでもらえるように、当院では、選択理論心理学を取り入れた栄養カウンセリングを行なっています。第2章にも書いたとおり、選択理論心理学は精神疾患治療をカウンセリングで行なっていたアメリカの精神科医ウィリアム・グラッサーが体系化した心理学です。選択理論心理学は、ネガティブな思考もポジティブな思考も当人が選択した結果であるとした上で、自分自身の選択によってよりよい未来へコントロールしようと導きます。

ぜんそくは確かに今の医学では一生治らない病気です。しかし、昨日まで食べていた食事を見直してみる→次はもっと食事を変えてみる→そのうち薬が効くようになってくる→咳が出ても前ほど苦しくはなくなった→この積み重ねでだんだんと前向きな気持ちになってくる。栄養カウンセリングによって、そういう患者さんが増えてきました。

選択理論心理学のもとになったリアリティセラピーは、薬物療法中心の一般的な精神医療と異なり、カウンセリングで患者さんを回復させてきました。分子栄養医学は食事とサプリメントなどの栄養素補充で慢性疾患を改善していく医学です。精神医療と栄養療法、一見まったく領域が違うようでいて、じつはどちらの領域にも重なる患者さんは数多くいます。

私はたまたま運よくこの両方を知り、その共通点と可能性に気づきました。**栄養からのアプローチと心理学からのアプローチを組み合わせることで、患者さんにとってすばらしい効果が出始めています。**まだ道半ばですが、患者さんが前向きになって、自分自身の意志で健康を選びとってくれるような栄養カウンセリングを実践していきます。さらに、私のクリニックまで足を運ぶことのできない患者さんに対しては、オンラインでのカウンセリングも提供しています。

管理栄養士は医師以上の価値を生み出せる

栄養カウンセリングを支える管理栄養士についても書いておきましょう。

管理栄養士の仕事は、厚生労働省の食事摂取基準を満たす献立を作成するというのが大前提です。しかし通常の大学教育で学ぶ臨床栄養学と、栄養によって細胞の機能を最大限発揮させようとする分子栄養医学とは、目的も栄養素の機能に対する考え方も大きく違っています。そのため、当院の管理栄養士には分子栄養医学や生化学の深い知識が求められます。また、患者さんへ内発的動機づけを行なうために選択理論心理学も学ぶ必要があります。勉強することが多くて大変ですが、幸い意欲あるスタッフに恵まれています。

カウンセリングで患者さんに向き合うのは、私ではなく管理栄養士です。栄養士は私以上に患者さんのことを細かく知っていますし、私には話しにくいことも栄養士には話してくれる患者さんもいるようです。患者さんたちにとって、管理栄養士は健康維持のための心強いサポーターであり、相談相手です。

「問診表を見て、お話を聞きながら、疲れやすいっていうことはこの代謝がうまくいっていないのかな？　ビタミンBが足りてないのかな？　と自分で考えながら栄養改善の方針を立てていくので、学べば学ぶほど患者様に貢献できるんだと実感しています」

「カウンセリングの時間中も、患者さんのちょっとした行動や言葉からその方の性格を感じ取って、より適切な提案や情報提供の方法を考えたりしています」

「義務感ではなく、ここに来て話をするのが楽しみだよと言ってくださる患者さんもいます」

このように、やりがいを感じて働いてくれる栄養士がたくさんいるのは心強い限りです。これからも、かかりつけの医師だけでなく「かかりつけの管理栄養士」がいるクリニックとして、皆さんの健康を支えていきたいと思います。

分子栄養医学では、糖質制限をしたり小麦や乳製品を控えてもらったり、患者さんの食生活をガラッと変えてもらわなければなりません。提案どおりに実行してくれるかどうかは患者さん自身のやる気にかかっています。選択理論心理学にもとづいたカウンセリングでは、頭からおしつけるのではなく、患者さんが自分のために栄養改善を選択し、内発的動機づけによる行動変容を起こしてもらうことを重視しています。

私がつねづね思うことは、薬はマイナスの状態をゼロの地点にまで回復させますが、**栄養はマイナスをゼロに引き上げることもできるし、ゼロからプラスへ引き上げることもできる**ということです。薬は医師でなければ処方できませんが、食事やサプリメントは管理栄養士が自らの裁量で患者さんに提案することができます。今後、栄養が健康に与えている影響の大きさがもっと認知されていけば、管理栄養士の価値はもっと高まるでしょう。もっといえば、管理栄養士は医者と同じか、それ以上の価値が生み出せる仕事です。

そのためには、管理栄養士には栄養学だけでなく生化学や病気に関する深い知識が必要です。その知識を栄養カウンセリングにどう結びつけ実践していくか？　患者さんとのコミュニケーションスキルを含めて多くの能力を開発しなければなりません。自分自身の能力を高め続けていくために、能力開発の知識と技術を身につけることは必須です。私自身も能力開発の技術を学んでおり、それを生かして次世代の管理栄養士の教育に力を入れていきます。

今日選んだ食べ物があなたを変える

私たち医師はもっと栄養のことを学ばなければいけない。

自分の専門分野の病気のことだけではなく、さまざまな病気がつながっていること、その根本には栄養の問題があることを知らなければいけない。病気だけではなく、健康とはどういう状態なのかも知らなければいけない。そう考えています。

そして読者の皆さんには、自分の健康の当事者としての自覚を持っていただきたいと願っています。**あなたの健康はあなたが自分で責任を持つしかないのです。**

私は呼吸器内科医として、ぜんそくやＣＯＰＤに苦しむ方々をたくさん見てきました。苦しんでいるのにどうしてもタバコをやめられない人や、お酒や偏った食生活を変えられない人もいました。それはその人たちの選択ですし、ご本人に悔いはないかもしれません。ですが、やっぱりもったいないなと思います。自分の意思で別の道を選ぶことができていたら、健康な時間をもっと手に入れることができ、自分の本当にやりたいことが、今よりたくさんできる人生がひらけていたかもしれないのですから。

メディアや広告から次々に流れてくる健康情報に振り回されている人がたくさんいます。「〇〇が●●に効く」というのは確かにシンプルで簡単です。栄養のことをお話ししても「そんな面倒くさいことはいいですから、これだけ飲んでおけばいいというものを教えてください」とおっしゃる方も少なからずいらっしゃいます。しかし健康は魔法のように手に入るものではありません。

体の調子がいいときの心地よさを思い出してみてください。それがあなたの健康な状態です。今、どこかに不調を感じるとしたら、それは体が発しているサインです。そのサインに気づかないふりをして、今までどおりの生活を続けていれば病気になるかもしれません。病気になれば病院で治してもらえばいいと思うかもしれませんが、生活習慣が引き起こす慢性疾患をスパッと治せる名医は残念ながら存在しません。その病気は、あなたが積み重ねてきたことの結果なのです。

今までおいしく食べていたご飯の量を減らしたり、大好きなパンやラーメンを我慢したりするのは、最初のうちはあまり楽しいことではないでしょう。甘いお菓子やコーヒーやお酒を楽しみたいと思う気持ちもわかります。糖質からタンパク質中心の食事に変えると、以前より食費がかかってしまうかもしれません。自分で調理する手間も増えるかもしれません。

しかし、新しい食生活を続けていくうちに、なんだか身体の調子がいいなと感じてきます。そして、以前ほど糖質の多い食べ物、カフェインやアルコールの入った飲み物をほしいと思わなくなっている自分に気づくでしょう。**栄養の知識を持ち、何が体によく何が悪いかの判断軸を持つことで、生活そのものが変わってきます。**今日は何を食べようか？ 新鮮な旬の野菜をどんなふうに料理しようか？ と考えるようになるでしょう。外出先でも、ファストフード店ではなく、ていねいに手づくりするお店を探すようになります。質のいい睡眠のために、仕事を早く終えて夕食を早めに摂るようにもなってきます。

あなたの健康はあなた自身のものです。健康のために何を食べるか？ 何を食べないか？ それは自分の意志で変えられる習慣です。あなたは自分の健康のマネージャーであり経営者です。毎日の食事というセルフマネジメントによって得た健康は、あなたの人生に自信を与え、生きる喜びをもたらすに違いありません。

★著者紹介

三島 渉［みしま・わたる］

日本呼吸器学会専門医。日本アレルギー学会専門医。医療法人社団ファミリーメディカル理事長。横浜弘明寺呼吸器内科・内科クリニック院長。１９９７年、横浜市立大学医学部卒業。呼吸器内科専門医として活躍する一方、現代医学の限界を痛感。医学研究による解決をめざし、横浜市立大学大学院入学。分子細胞生物学を専門として、がん転移に関連する細胞機能の研究を行ない、博士（医学）取得。その後臨床現場に戻り、横浜船員保険病院（現・横浜保土ケ谷中央病院）呼吸器内科で勤務。症状がひどくなってからでないと来院してもらえない医療の世界の構造的な問題に直面。「症状がまだ軽いうちに診ることのできるクリニックをつくろう」と決意し、２００７年、横浜市に呼吸器内科専門の上六ツ川内科クリニック（現・横浜弘明寺呼吸器内科・内科クリニック）を開院。ぜんそく患者を中心に約5万人の診察実績を重ねる。分子栄養医学と選択理論心理学を取り入れた栄養カウンセリングを実践。地域を超えて需要が広がり、２０２３年に東京御嶽山呼吸器内科・内科クリニックを開院した。

この本の内容に関するお問い合わせはこちら

横浜弘明寺呼吸器内科・内科クリニック　https://www.kamimutsukawa.com/eiyou

栄養こそが最高の医療である

発行日――2023年7月20日
著者――三島 渉
印刷・製本――シナノ印刷株式会社
発行者――岡田澄江
発行――工作舎 editorial corporation for human becoming
〒169-0072 東京都新宿区大久保2-4-12 新宿ラムダックスビル12F
phone：03-5155-8940 fax：03-5155-8941
url：www.kousakusha.co.jp e-mail：saturn@kousakusha.co.jp
ISBN978-4-87502-556-6